Wafa SOUDANI
Fatima Zohra HADJADJ-AOUL
Mohammed BOUACHRINE

CHIMIE ORGANIQUE PHARMACEUTIQUE :

Wafa SOUDANI
Fatima Zohra HADJADJ-AOUL
Mohammed BOUACHRINE

CHIMIE ORGANIQUE PHARMACEUTIQUE :

EXERCICES ET 150 QCM CORRIGES

Noor Publishing

Imprint

Cover image: www.ingimage.com

Publisher:
Noor Publishing
is a trademark of
Dodo Books Indian Ocean Ltd. and OmniScriptum S.R.L publishing group

120 High Road, East Finchley, London, N2 9ED, United Kingdom
Str. Armeneasca 28/1, office 1, Chisinau MD-2012, Republic of Moldova, Europe
Printed at: see last page
ISBN: 978-620-5-63457-8

CHIMIE ORGANIQUE PHARMACEUTIQUE : EXERCICES ET 150 QCM CORRIGES

Wafa SOUDANI
Maitre de Conférences en Chimie Thérapeutique
Département de Pharmacie
Faculté de Médecine Annaba
Université Badji-Mokhtar Annaba, Algérie

Fatima Zohra HADJADJ-AOUL
Professeur en Chimie Thérapeutique
Département de Pharmacie
Faculté de Médecine Alger
Université Ben Youcef Ben Khedda Alger, Algérie

Mohammed BOUACHRINE
Professeur en Chimie Moléculaire
Faculté des Sciences
Université Moulay Ismail Meknès, Maroc.

A mes chers parents,

Mes sœurs, mes amies, tous mes chers,

Et L'Ame de ma grand-mère.

Wafa SOUDANI

AVANT PROPOS

Malgré l'importance de l'épreuve de Chimie organique pharmaceutique pour le passage des examens de première année pharmacie, pour avoir de bonnes bases en chimie thérapeutique, peu d'ouvrage sont rédigés en ce sujet en Algérie. Dans ce propos, **L'E**dition de ce livre vise à pallier au problème de manque d'ouvrages en Pharmacie.

Cet ouvrage est conçu pour répondre aux objectifs ci-dessous :

- ✓ Présenter **70 exercices** par chapitres traités en Chimie Organique Pharmaceutique.
- ✓ Donner un manuel de **150 QCM** avec solutions pour la préparation des examens de première Année Pharmacie, et le passage de concours de résidanat.

Ce **G**uide intègre trois grandes parties répartit sur **15 chapitres** animés avec 20 figures en domaine de Chimie Organique Pharmaceutique.

Nous espérons que la lecture de cette édition apporte les éléments de réponse aux questions des étudiants relatives au cours et aux travaux dirigés, et qu'elle pourra satisfaire la curiosité pédagogique des collègues en Chimie et en Pharmacie.

Nous souhaitons remercier toutes les personnes qui, de près ou de loin, ont contribué à la révision, à l'édition de cet ouvrage, particulièrement le Doyen de la faculté de Médecine Annaba Pr.BOUCHERIT Hakim, les Vices Doyens Pr AMOURA Kamel, Pr. DEGHDEGH Khaled et Pr. MAHNAOUI Habiba ex Vice doyen.

Nos vifs remerciements vont à Monsieur le Chef de Département de Pharmacie Pr. MERRICHE Hacène et l'ensemble des enseignants de la faculté de médecine Annaba. Nous les remercions surtout pour leur soutient inconditionné durant la carrière hospitalo-universitaire à la Faculté de Médecine Annaba, Algérie.

Les auteurs remercient vivement tous ceux qui ont collaboré dans la diffusion et la publication de ce livre, notamment la Cheffe de service de Bibliothèque Mme CHAIB Nora, Mme BOUDERBALA Sihem, et Mme REDJIMI Wahida.

Wafa SOUDANI

e-mail. wafa24soud@gmail.com.

Lien E-learning : https://elearning.univ-annaba.dz/user/profile.php?id=3245

ORCID-ID. http://orcid.org/0000-0003-2125-2701

ResearchGate : https://www.researchgate.net/profile/Wafa-Soudani

Abréviations

AFNOR	Agence Française de normalisation
B.P.L	Bonnes pratiques de laboratoire
CAS	Code d'identification informatique de produit sur PubChem
CCM	Chromatographie sur couche mince
CPG	Chromatographie en phase gazeuse
C*	Carbone asymétrique (centre de stéréochimie)
D	Dextrogyre
DCI	Dénomination commune internationale
DDT	Dichlorodiphényltrichloroéthane
DS	Dénomination scientifique
E	Entgegen pour configuration E
E1	Elimination monomoléculaire
E2	Elimination bimoléculaire
EN	Eléctronégativité
EUE	Editions universitaires européennes
G	Gramme
HPLC	Chromatographie liquide haute performance
HE	Huile essentielle
ID	Identifiant
IUPAC	Union Internationale de Chimie Pure et Appliquée
IR	Infrarouge
k	Constante de vitesse
L	Lévogyre
M	Méta
Mg	Milligramme
Ml	millilitre
ND	Nom déposé

N.O	Nombre d'oxydation
O	Ortho
OMS	Organisation mondiale de santé
P	Para
Pt fusion	Point de fusion
Ph	Pharmacopée
PubChem	Base informatique structurale de produits chimiques et pharmaceutique
Pr.	Professeur
R	Configuration Rectus
®	marque déposée (registered mark)
S	Configuration Sinister
SE	Substitution électrophile
SE Ar	Substitution électrophile sur aromatique
SN	Substitution nucléophile
T°	Température
V	Vitesse de la réaction
Z	Zusammen pour configuration Z
[α]	Pouvoir rotatoire spécifique
μ	Moment dipolaire

TABLE DES MATIERES

PREMIERE PARTIE :

EXERCICES

DEUXIEME PARTIE :

QUESTIONS A CHOIX MULTIPLES QCM

TROISIEME PARTIE : SOLUTIONS DES QCM

INTRODUCTION

La **C**himie a pour objet de décrire, expliquer et prévoir les transformations de la matière, qui peuvent s'observer lorsque des substances différentes sont en présence, et qu'il se produit entre elles une réaction.

Elle est traditionnellement divisée en 3 grandes parties chimie organique, chimie minérale et chimie générale.
La chimie organique et la chimie minérale (désignée par inorganique) constituent les deux volets de la chimie descriptive qui, décrit dans toutes leurs particularités les propriétés des corps connus.

La chimie organique traite des composés du carbone et la chimie minérale traite des composés que forment entre eux tous les autres éléments, ainsi que des corps simples. Quelques composés simples du carbone (les 2 oxydes CO, CO_2, les carbonates, les cyanures, les carbures) sont toutefois considérés comme minéraux.

De l'étymologie, la chimie organique aurait pour objet l'étude des substances qui constituent les organismes vivants *(végétaux et animaux)* et la chimie minérale celle de substances que l'on trouve dans le règne minéral *(sol et sous-sol, atmosphère).*

Cette distinction, entre le vivant et l'inanimé, qui régna pendant des siècles sur la chimie, était à l'origine d'idées philosophiques plutôt que scientifiques.
L'élaboration par les organismes vivants de leur propre substance, par des processus que l'on ne savait pas reconstituer artificiellement semblait exiger

l'intervention d'une mystérieuse « force vitale », dont les chimistes ne disposaient pas.

Cette idée prévalut jusqu'au début du XIXème siècle, époque ou furent réalisées les premières synthèses artificielles de composés connus jusqu'alors exclusivement comme produits naturels, Exp. préparation de l'urée par Wöhler, en 1828, à partir de cyanate d'ammonium, composé typiquement minéral.

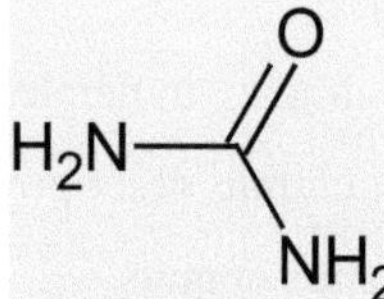

Figure 1. Structure chimique de molécule de l'urée.

La synthèse de composés organiques fit ensuite des progrès très rapides. Non seulement on reconstitua en laboratoire un grand nombre de composés d'abord identifiés à l'état naturel, mais on fabrique de toutes pièces de composés organiques (composés de C) qui n'ont jamais existait dans la nature.

On estime que le nombre de composés organiques connus et répertoriés était de 12000 en 1880, 150000 en 1910, 500000 en 1940, et qu'il dépasse 7 millions de nos jours (2009).

Dès lors, pourquoi continue-t-on à appeler « *organiques* » de composés purement synthétiques !!

Des raisons objectives fondées sur des réalités observables, justifient la distinction entre minéral et organique. A divers égards, les composés organiques et leurs réactions peuvent être opposés à leurs homologues minéraux.

Ceci est liée à la nature des liaisons mises en cause dans les 2 cas, la position médiane du carbone dans la classification périodique des éléments, et dans l'échelle des électronégativités, a pour conséquence que la chimie organique est essentiellement une chimie des composés covalents (liaisons non polarisées, ou peu polarisées.)

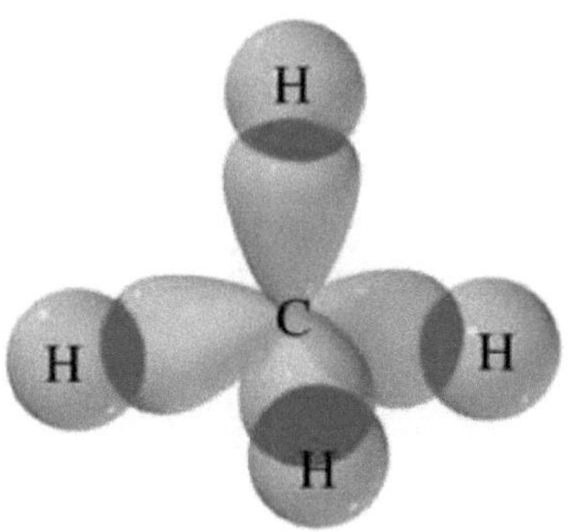

GENERALITES SUR LA CHIMIE ORGANIQUE

Qu'est ce que c'est la Chimie Organique !

« *La **Chimie Organique** est la chimie des composés du **carbone*** ».

Le domaine de la chimie organique est beaucoup plus vaste que celui de la chimie minérale, le carbone peut se lier à lui-même de façon presque indéfinie, pour former des enchainements extrêmement variés.

Il suffit de quelques autres éléments (H, O et N) pour former avec lui des millions de molécules différentes, dont la masse moléculaire peut atteindre 100000 ou même 1000000; on parle alors de macromolécules.

Les principaux points sur lesquels ils s'opposent sont résumés dans les tableaux.

Tableau I. Particularités des réactions organiques et minérales

Les réactions organiques	**Les réactions minérales**
Sont souvent lentes, réversibles et incomplètes	Sont souvent rapides et totales
Ont des effets thermiques faibles (faible différence d'énergie entre état initial et état final)	Ont des effets thermiques forts (exothermiques ou endothermiques)

Tableau II. Particularités des composés organiques et des composés minéraux

Les composés organiques	**Les composés minéraux**
Sont formés de liaisons covalentes, ou à caractère covalent dominant	Sont formés de liaisons ioniques, ou à caractère ionique dominant
Sont rarement solubles dans l'eau, plus rarement dans les électrolytes	Sont souvent des électrolytes, solubles dans l'eau
Ont des points de fusion et d'ébullition relativement bas, beaucoup sont des liquides à T° ordinaire	Ont des points de fusion et d'ébullition élevées, beaucoup sont des solides cristallisés à la T° ordinaire.
Ont le plus souvent une masse volumique (densité) voisine de l'unité.	Ont le plus souvent une masse volumique (densité) variables, et souvent grande (métaux)
Sont facilement décomposés par la chaleur, résistent peu à une température supérieure à 500°C.	Ont une grande stabilité thermique (matériaux réfractaires).
Sont presque tous combustibles.	Sont rarement combustibles

INTERET DE CHIMIE ORGANIQUE

▪ Recherche fondamentale

✓ **Approfondissement et affinement de connaissances.**

Sur les relations qui existent entre la structure moléculaire et la réactivité, et sur le mécanisme des réactions, à l'échelle moléculaire. Les progrès consistent à pouvoir expliquer et rationnaliser les données de l'expérience, et de prévoir les réactions possibles et leur résultat.

✓ **Développement des méthodes de synthèse.**

Extension du champ d'application de réactions connues, découverte de nouvelles réactions, construction de molécules jusqu'alors inconnues, et ± compliquées, soit en raison de leurs propriétés intéressantes, soit par pur plaisir intellectuel et esthétique.

✓ **Isolement de composés naturels.**

Végétaux en particulier, et l'établissement de leur structure, en vue d'en compléter l'inventaire, d'élucider les mécanismes par lesquels s'effectue leur biosynthèse, dans les organismes vivants et ainsi mieux connaitre les fondements chimiques de la vie.

▪ Recherche appliquée

Dans le domaine de la recherche appliquée; on s'efforce essentiellement soit :

- De trouver des produits ou des matériaux nouveaux, susceptibles d'applications particulières,
- D'améliorer les procédés de fabrication et d'en abaisser le cout :

✓ Passage de l'échelle laboratoire à celle de la production industrielle,

✓ Amélioration des rendements,

✓ Recherche d'une synthèse artificielle permettant de produire à moindre prix un produit naturel, etc.)

APPLICATIONS DE CHIMIE ORGANIQUE

Les applications pratiques de la chimie organique sont innombrables et l'industrie chimique, qui va de la production des grandes matières premières par millions de tonnes/an à la chimie fine des médicaments ou des parfums, tient une place économique considérable.

Il est sans doute superflu d'insister sur l'importance, dans notre monde moderne et notre vie quotidienne, des produits énumérés dans le tableau ci-dessous, dans une liste qui ne saurait être exhaustive.

Tableau III. Produits liés à la chimie.

Chapitre de produits	**Exemple de produit**
Carburants et combustibles liquides	Fiouls, mazout, sources d'énergie,
Calorifiques	Calorifique d'énergie mécanique
Matières plastiques et élastomères	Caoutchoucs synthétiques
Peintures et vernis	Rayonne, nylon, orlon, tergal, rilsan, etc.
Textiles synthétiques	
Colorants	Colorants diazoiques : Jaune saudan, Hélianthine
Savons détergents	Savon de marseille, savon de lavande, etc.
Insecticides et produits phytosanitaires	Fongicides et pesticides destinés à protéger les cultures de parasites, les rongeurs, insectes et maladies.
Médicaments de synthèse	Antibiotiques, antihistaminiques, anti-tumoraux, contraceptifs, etc.

Edulcorants	Produits qui remplacent le sucre
Cosmétiques et parfums	Crèmes, rouges à lèvres, shampoings, etc.
Explosifs	

PRMIERE PARTIE :

EXERCICES DE CHIMIE ORGANIQUE

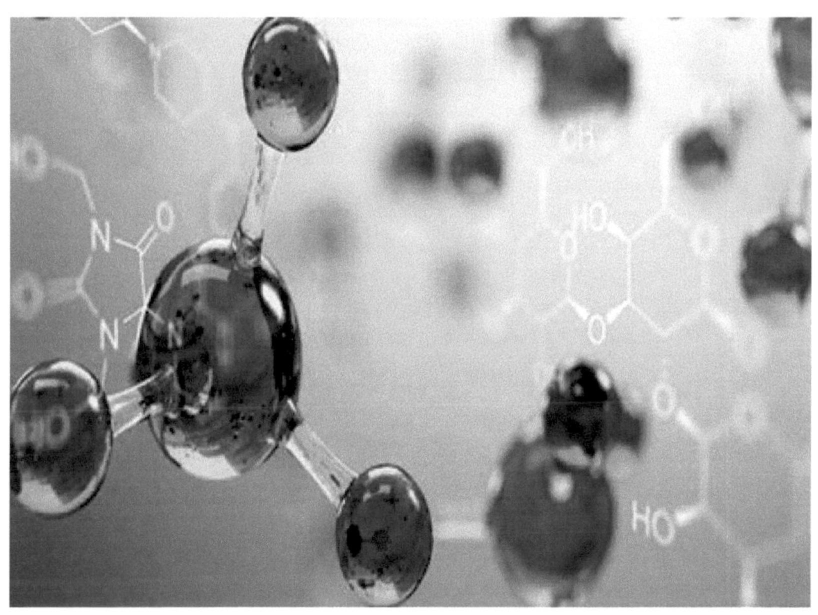

CHAPITRE 1.
ATOMES, LIAISONS ET EFFETS ELECTRONIQUES

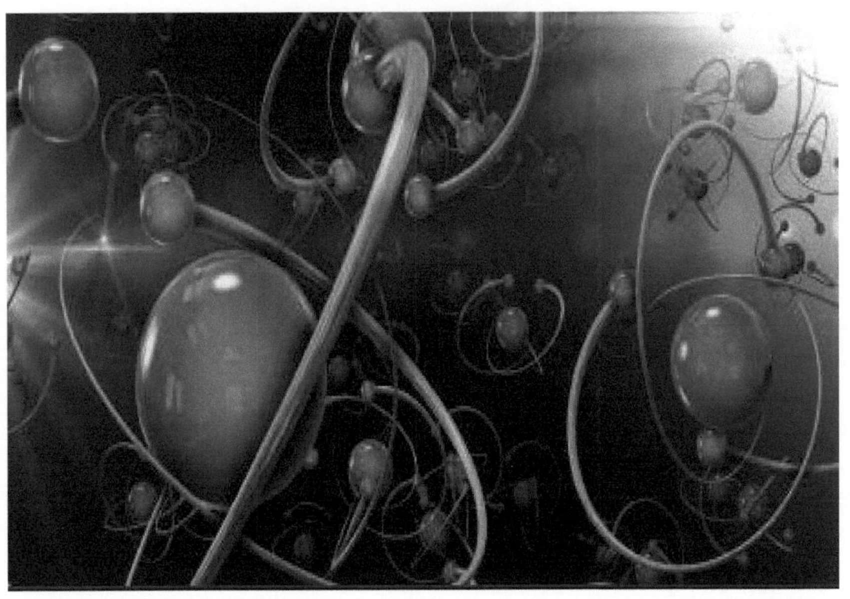

EXERCICES

Exercice 1.

A/ Donnez la nomenclature selon l'IUPAC des composés suivants.

B/ Déterminez le type d'hybridation des atomes portant un astérix

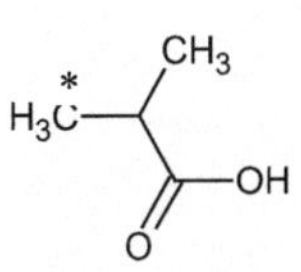

composé A

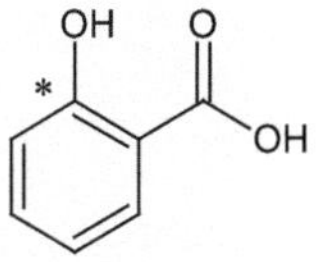

composé B

Exercice 2.

A/ Donnez la nomenclature selon l'IUPAC des composés suivants.

B/ Déterminez le type d'hybridation des atomes portant un astérix

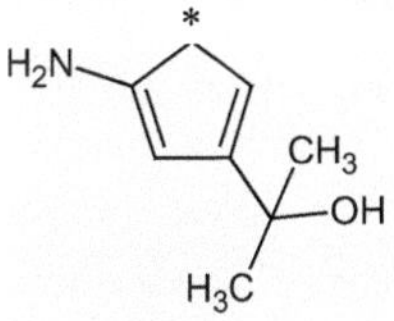

composé C

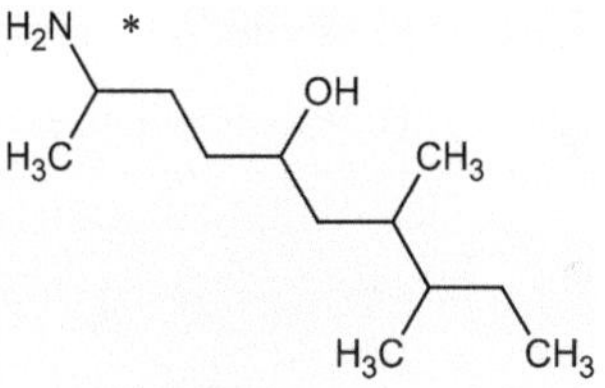

composé D

Exercice 3.

Représentez la nature des charges partielles des atomes des molécules suivantes, en passant par les formules développées.

A/ $H_3C\text{-}Cl$

B/ $H_3C\text{-}OH$

C/ $AlCl_3$

D/ $H_3C\text{-}Mg\text{-}Cl$

Exercice 4.

A/ Les liaisons sont deux types de liaisons. Exposez brièvement leur nature en insistant sur les différences.

B/ Indiquer une hybridation appropriée pour les orbitales des atomes C et N considérant les molécules suivantes

a/ H-C≡C-H

b/ CH_4

c/ NH_3

d/ NH_4^+

Exercice 5.

Les composés suivants sont représentés en formules semi-développées ; l'ordre dans lequel les atomes se suivent est indiqué, mais les liaisons simples doubles ou triples entre eux ne sont pas explicitées. Ecrivez pour chacun une formule développée complète, avec un tiret pour chaque covalence.

A/ CH_3CH_2CN **B/** $CH_3CHOHCHO$ **C/** $CH_3CHCHCOCl$

D/ $(CH_2)_5$ **E/** $HCCCH_2CONH_2$

F/ CHCHCHCH (cycle fermé par –O–)

Exercice 6.

Complétez les formules suivantes, en y indiquant les doublets libres et les cases vides.

A/ $CH_3\text{-}SH_2^+$ **B/** $CH_3\text{-}Zn\text{-}CH_3$ **C/** BF_3 **D/** CF_3

E/ $H_2N^+\text{=CH-CH=C(OH)-O}^-$ **F/** $CH_3\text{-CO}^-\text{(OH)-O-CH3}$

G / H_3C Br^+ CH_3

Exercice 7.

Pour chaque série, attribuer un pka, à un acide carboxylique. Justifier brièvement votre classement.

A/ $ClCH_2COOH$, ICH_2COOH, $BrCH_2COOH$, FCH_2COOH.

Pka_1= 2,66 , pka_2= 2,85 , pka_3= 3,12 , pka_4=2,87 (à 25°C dans l'eau)

B/ $ClCH_2CH_2CH_2COOH$, $CH_3CHClCH_2COOH$, $CH_3CH_2CHClCOOH$.

pka_1= 4,06, pka_2= 2,87 , pka_3= 4,52 (à 25°C dans l'eau)

C/ $ClCH_2COOH$, $Cl_2CHCOOH$, Cl_3CCOOH.

Pka_1= 1,26 , pka_2= 0,70 , pka_3= 2, 85 (à 25°C dans l'eau)

Exercice 8.

Existe-t-il un effet mésomère dans les molécules suivantes ! Si oui, indiquer le signe et la position des charges qui en résultent.

A/ CH_3-CO-CH=CH-Cl **B/** CH_3-CH=CH-CH=CH-CH_3

C/ H_3C–CO–CO–CH_3 **D/** C_6H_5–CO–CH_3 **E/** C_6H_5–CH_2–OH

Exercice 9.

Trouvez une autre forme limite possible pour chacun des composés suivants :

A/ CH_3-CO-Cl **B/** CH_2^+-CCH_3=CH_2 **C/** H_2N-C≡N **D/** H_2C=N^+=N^-

E/ CH_3-O-CH=CH_2

F/ (pyrrole, N–H) **G/** (cyclohexényl=CH–CO–CH_3) **H/** H_3C–O–C_6H_4–CH_2^+

Exercice 10.

Il existe trois dichlorobenzènes isomères

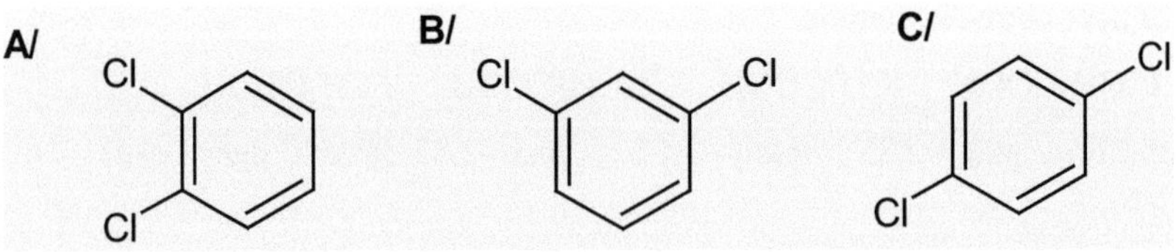

A/ Cl, Cl **B/** Cl, Cl **C/** Cl, Cl

Leurs trois moments dipolaires sont, dans le désordre : 0, 1,26 et 2,33 Debye. Par un raisonnement qualitatif, sans aucun calcul, pouvez-vous attribuer à chaque isomère son moment dipolaire !

SOLUTIONS

Exercice 1.

Composé A, le carbone de groupe méthyle CH_3 est hybridé sp^3,

Composé B, le carbone de groupe CH de cycle aromatique est hybridé sp^2.

Exercice 2.

Composé C, le carbone de groupe CH_2 de cycle est hybridé sp^3

Composé D, l'azote N de groupe NH_2 est hybridé sp^3, le doublet libre de l'azote participe à l'hybridation.

Exercice 3.

A/ $H_3C^{\delta+}$-$Cl^{\delta-}$

B/ $H_3C^{\delta+}$-$^{\delta-}OH$

C/

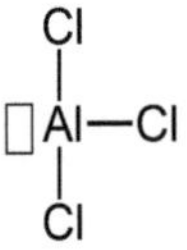

Cl
|
□Al—Cl
|
Cl

D/ $H_3C^{\delta-}$-$Mg^{\delta+}$-$^{\delta'-}Cl$

Exercice 4.

A/ Les liaisons sont deux types de liaisons. Exposez brièvement leur nature en insistant sur les différences.

Tableau IV. Tableau comparatif entre les liaisons chimiques σ et π

Paramètre	**Liaison sigma σ**	**Liaison π**
Force	Forte	Faible
Mobilité	Rigide	Mobile
Formation des liaisons	Liaison simple	Liaison double et triple
Nature des orbitales	Orbitales (s,s), (s,p),(p,p)	Orbitale (p,p)
Recouvrement	Axiale	Pariétale

B/ Indiquer une hybridation appropriée pour les orbitales des atomes C et N considérant les molécules suivantes

a. H-C≡C-H, hybridation des carbones en sp, angle 180°.

b. CH_4 , hybridation sp^3, angle 109°.

c. NH_3, hybridation sp^3, angle 107°, orbitale libre participe a l'hybridation.

d. NH_4^+ , hybridation sp^3, angle 109°, liaison dative participe à l'hybridation.

Exercice 5.

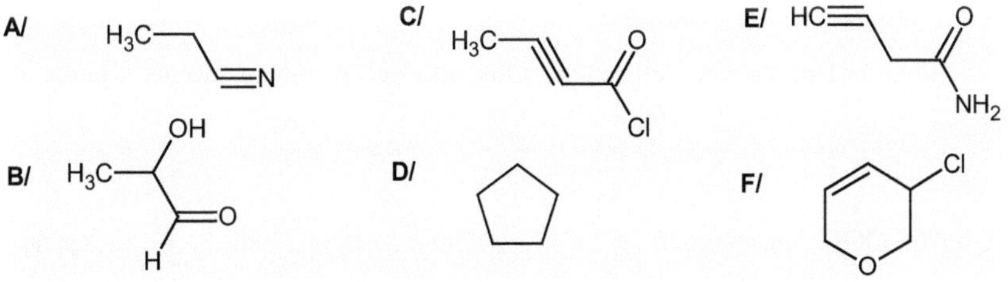

A/ H_3C N

B/ OH H_3C O H

C/ H_3C O Cl

D/

E/ HC O NH_2

F/ Cl O

Exercice 6.

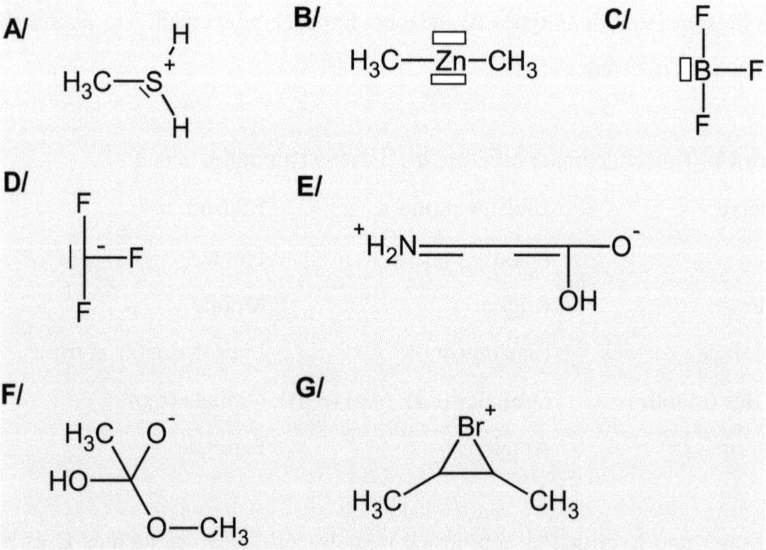

A/ $H_3C-S^+H_2$

B/ $H_3C-Zn-CH_3$

C/ BF_3

D/ CF_3^-

E/ $^+H_2N=CH-C(OH)=O^-$

F/ $H_3C-C(O^-)(OH)-O-CH_3$

G/ Br⁺ (cyclic bromonium), H_3C, CH_3

Exercice 7.

A/ ICH_2COOH moins acide ; $pka_3= 3,12$ $<$ $BrCH_2COOH$; $pka_4=2,87$ $<$

$<$ $ClCH_2COOH$; $pka_2= 2,85$ $<$ FCH_2COOH plus acide ; $Pka_1= 2,66$

Justification : effet inductif attracteur plus fort de Fluor, et moins fort de l'iode.

B/ $ClCH_2CH_2CH_2COOH$; $pka_3= 4,52$ $<$ $CH_3CHClCH_2COOH$; $pka_1= 4,06$ $<$

$<$ $CH_3CH_2CHClCOOH$; $pka_2= 2,87$

Justification : effet inductif attracteur plus proche de chlore, donne l'acide le plus fort.

C/ $ClCH_2COOH$; $pka_2= 0,70$ $<$ $Cl_2CHCOOH$; $pka_3= 2, 85$ $<$ Cl_3CCOOH ; $Pka_1= 1,26$.

Justification : effet cumulatif de chlore augmente son effet attracteur, et polarise mieux la liaison OH, et donne acide le plus fort.

Exercice 8.

A, D : oui, présence de mésomérie.

B, C et E : non, pas de mésomérie.

A/

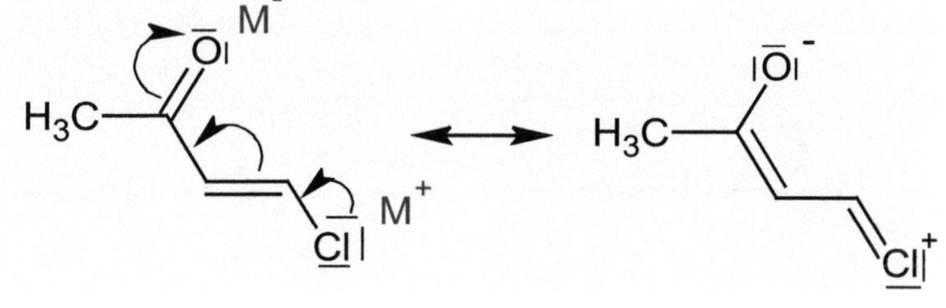

D/

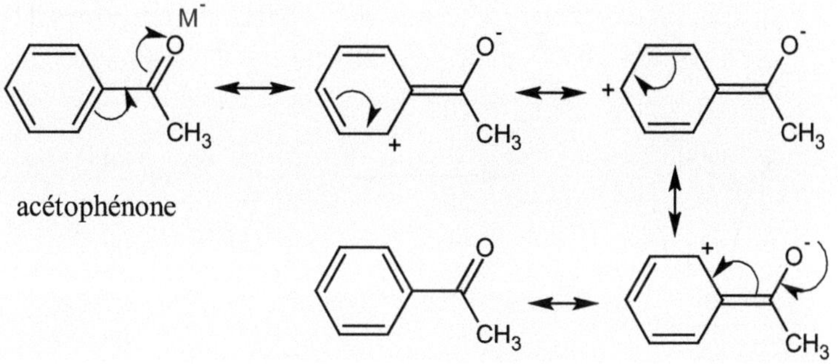

acétophénone

Exercice 9.

A/

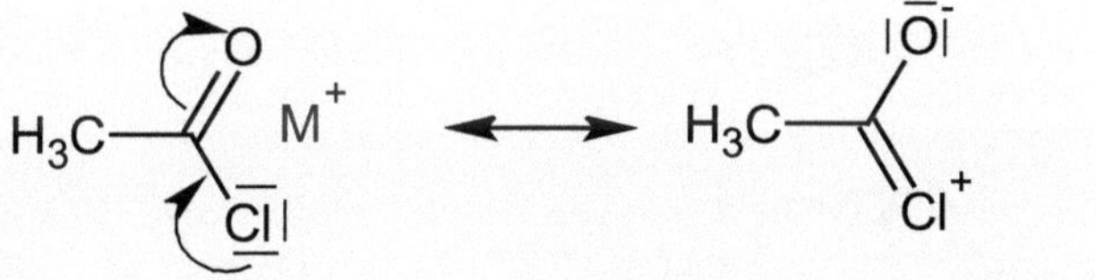

B/

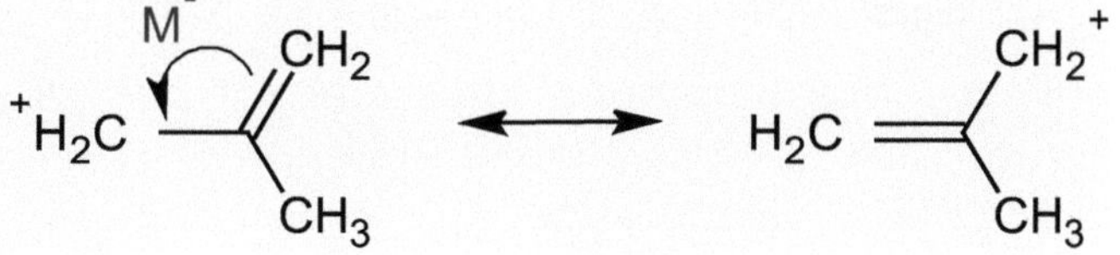

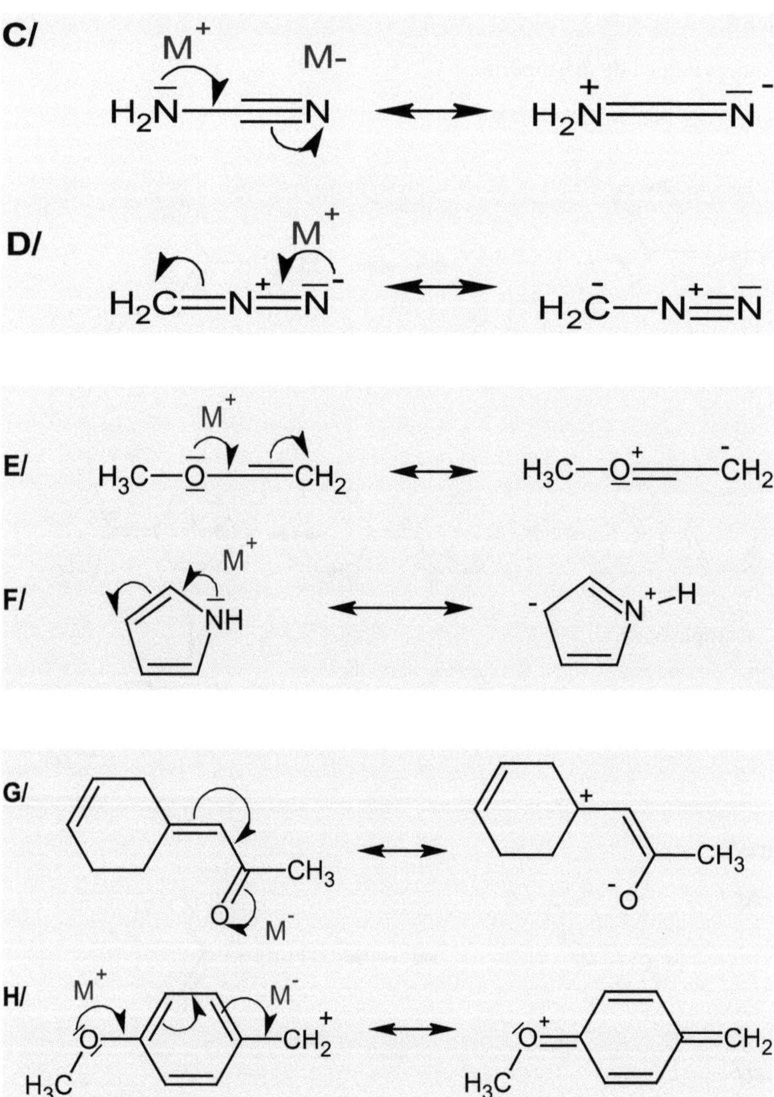
C/
M+
M-
H2N
N
H2N
N
D/
M+
H2C
N
N
H2C
N
N
E/
M+
H3C
O
CH2
H3C
O
CH2
F/
M+
NH
N+
H
G/
CH3
O
M-
+
CH3
O
H/
M+
M-
O
H3C
CH2
+
O
H3C
CH2

Exercice 10.

La valeur de moment dipolaire dépend de la somme des vecteurs correspondants aux moments dipolaires de chaque liaison polarisée.

Ainsi, deux liaisons antipériplanaires dirigées inversement sur le même axe auront une valeur nulle de la somme de leurs vecteurs.

A/ $\mu = 2,33$,

B/ $\mu = 1,26$,

C/ $\mu = 0$.

CHAPITRE 2.
NOMENCLATURE DES COMPOSES ORGANIQUES

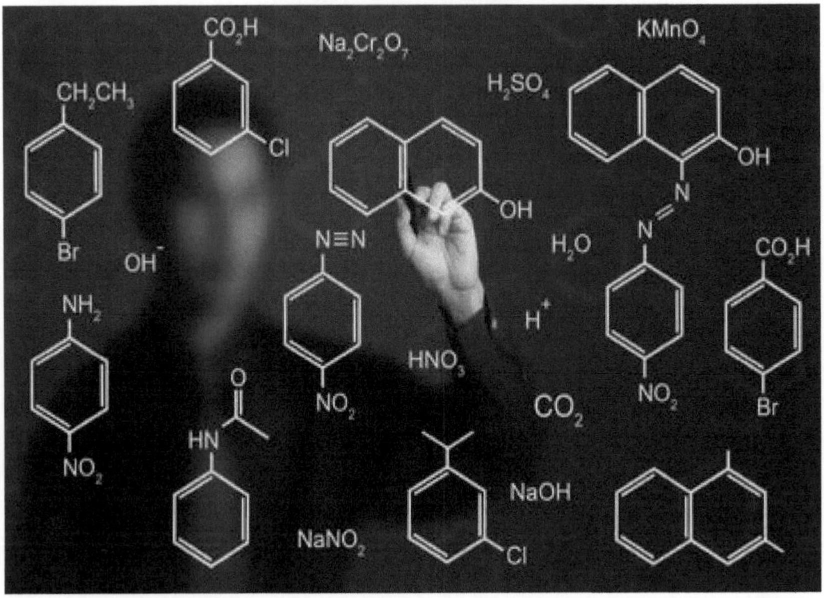

EXERCICES

Exercice 1.

Nommer les composés suivants selon l'I.U.P.A.C

A/ B/

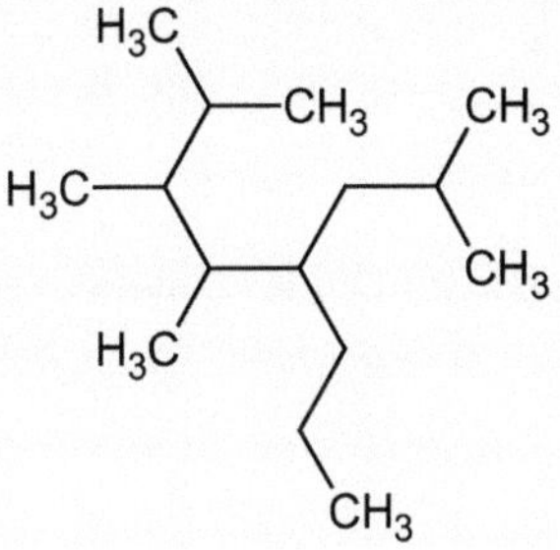

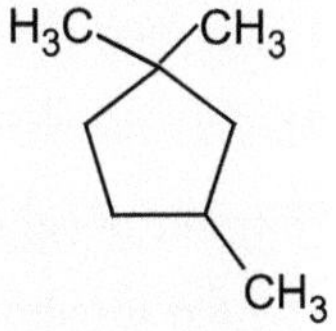

C/ 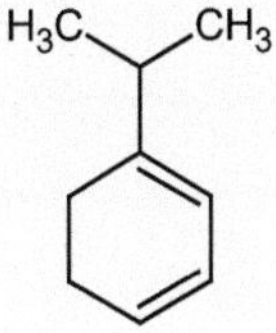 D/

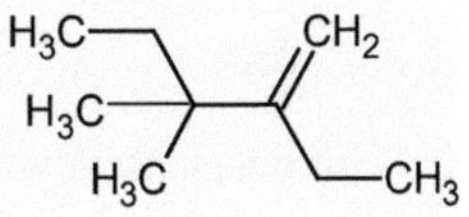

Exercice 2.

Etablir la formule développée des composés portant les noms suivants :

A/ 4-isopropyl-2, 5,5-triméthylnonane.

B/ 5-isobutyl-6-tertiobutyldodécane.

C/ 5-éthyl-2-méthylhept-3-yne.

Exercice 3.

Nommer les composés suivants selon la nomenclature officielle (I.U.P.A.C)

A/ B/

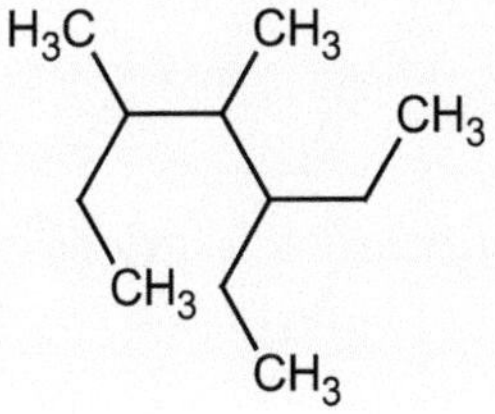

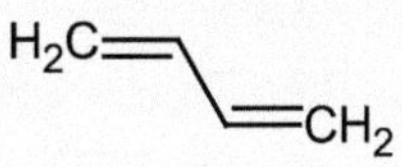

C/ H_3C

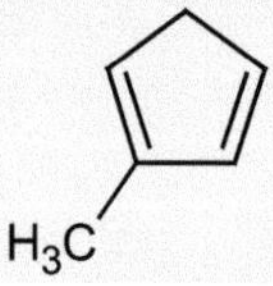

D/

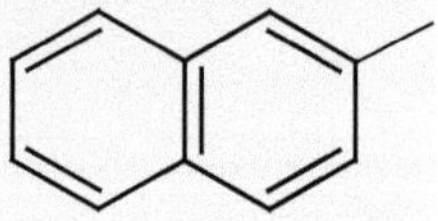

Exercice 4.

Etablir la formule développée des composés portant les noms suivants :

A/ 4-éthyl-2,6,6-triméthyloctane.

B/ 1-méthyl-3-propylcyclopentane.

C/ 1,1,2-triméthylcyclopropane.

Exercice 5.

Nommer les composés polycycliques suivants

A/

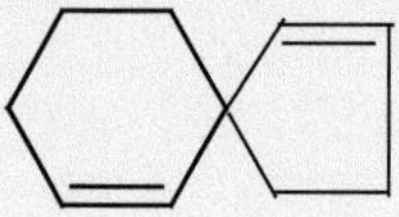

B/

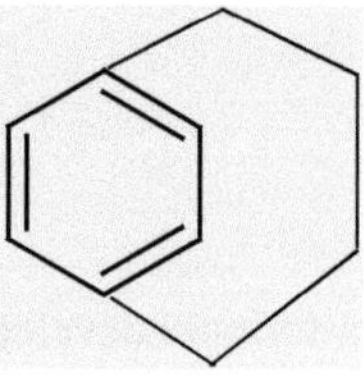

C/

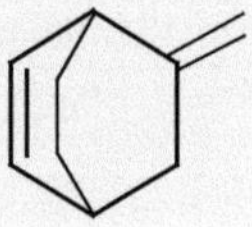

D/

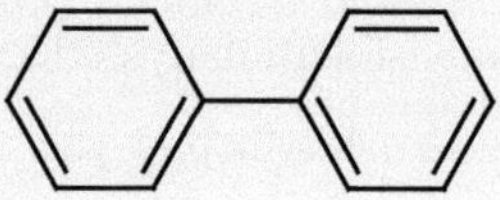

Exercice 6.

Nommer les composés suivants selon l'I.U.P.A.C

A/ H_3C OH H_3C O CH_3

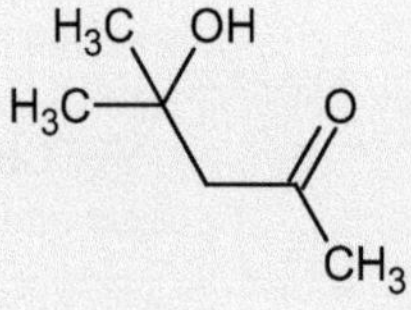

B/ O H_2C COOH CH_3

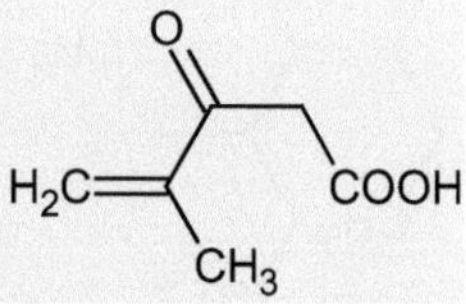

Exercice 7.

Etablir la formule développée des composés portant les noms suivants :

A/ 4-chloro-3-oxobutanoate d'éthyle

B/ 4-chlorobut-3-énal

C/ Acide 2-hydroxy-2-méthyl-4-oxobutanoique

Exercice 8.

Nommer les composés suivants selon l'I.U.P.A.C

A/

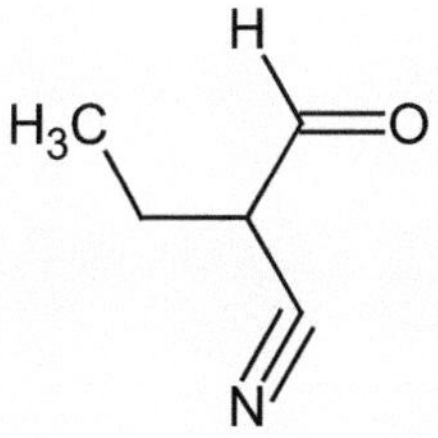

B/

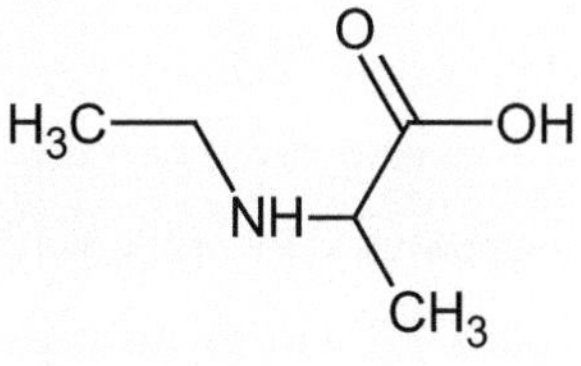

Exercice 9.

Nommer les composés suivants selon la nomenclature officielle (I.U.P.A.C)

A/

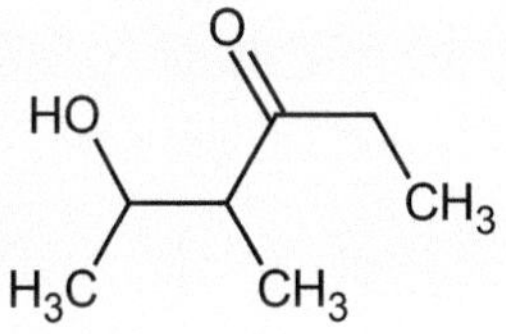

B/

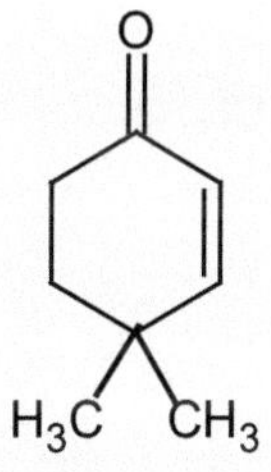

C/

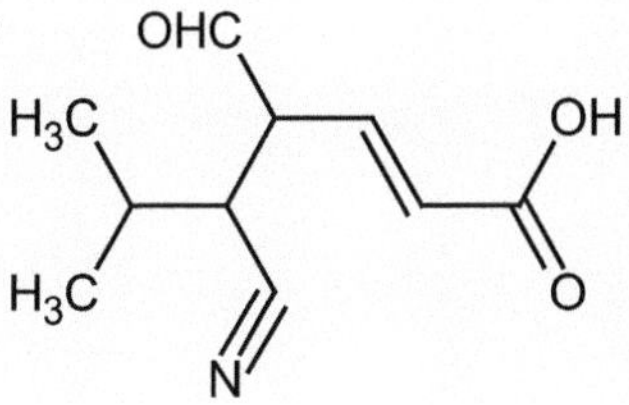

D/

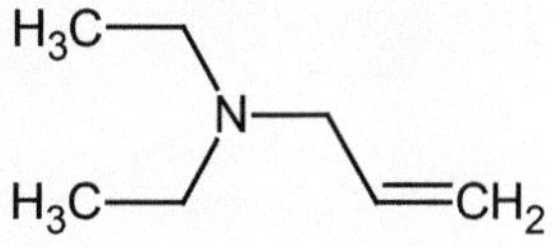

Exercice 10.

Nommer les hétérocycles polycycliques suivants

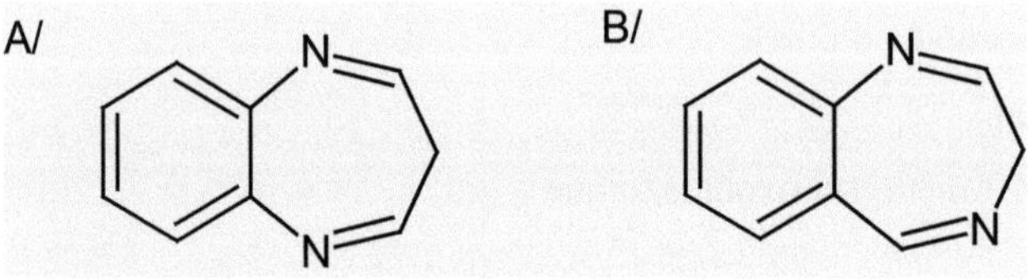

A/ B/

SOLUTIONS

Exercice 1.

A/ 2,3,4,7-tétraméthyl-5-propyloctane.

B/ 1,1,3-triméthylcyclopentane

C/ 1-isopropylcyclohexa-1,3-diène

D/ 2-éthyl-3,3-diméthylpent-1-ene.

Exercice 2.

A/ 4-isopropyl-2, 5,5-triméthylnonane.

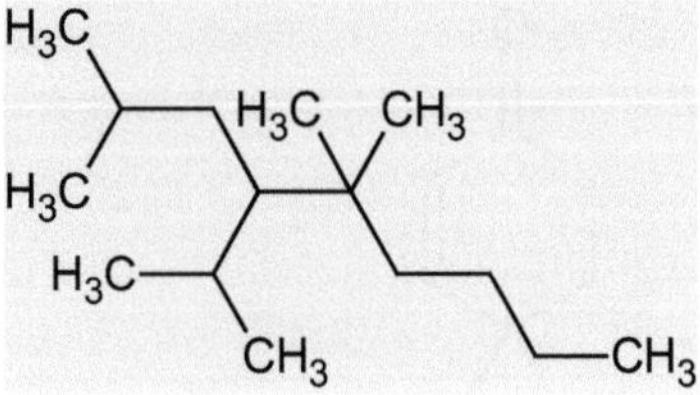

B/ 5-isobutyl-6-tertiobutyldodécane.

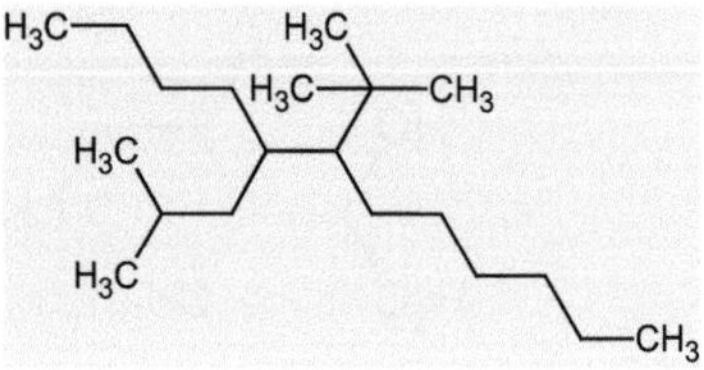

C/ 5-éthyl-2-méthylhept-3-yne.

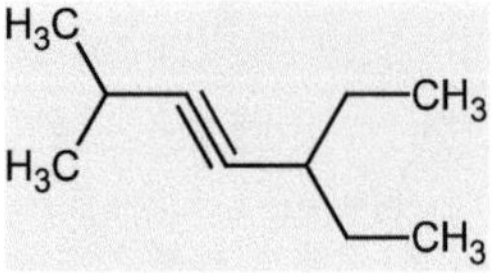

Exercice 3.

A/ 3-éthyl-4,5-diméthylheptane

B/ buta-1,3-diene

C/ 2-méthylcyclopenta-1,3-diene

D/ naphtalèn-2-yle

Exercice 4.

A/ 4-éthyl-2,6,6-triméthyloctane.

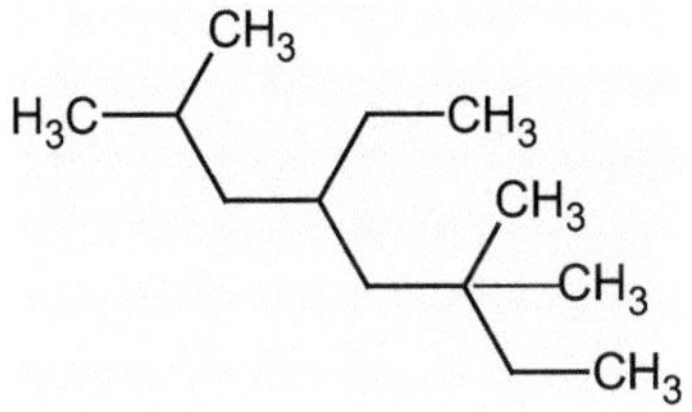

B/ 1-méthyl-3-propylcyclopentane.

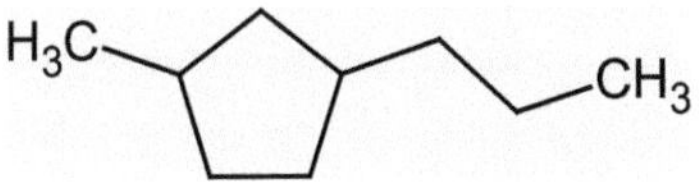

C/ 1,1,2-triméthylcyclopropane.

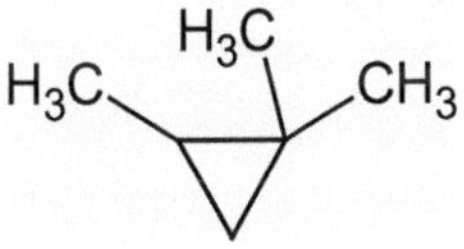

Exercice 5.

A/ spiro [4,5] déca-1,6-diène

B/ bicyclo[4.2.2] déca-1(9),7,10-triène

C/ bicyclo [2.2.2] oct-5-èn-2-ylidène

D/ biphényle

Exercice 6.

A/ 4-hydroxy-4-méthylpentan-2-one

B/ Acide 4-méthyl-3-oxopent-4-énoique

Exercice 7.

A/ 4-chloro-3-oxobutanoate d'éthyle

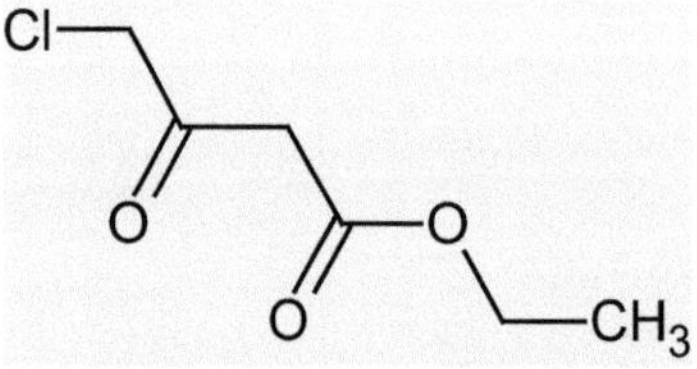

B/ 4-chlorobut-3-énal

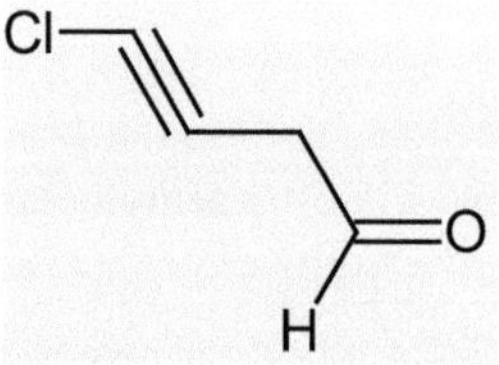

C/ Acide 2-hydroxy-2-méthyl-4-oxobutanoique

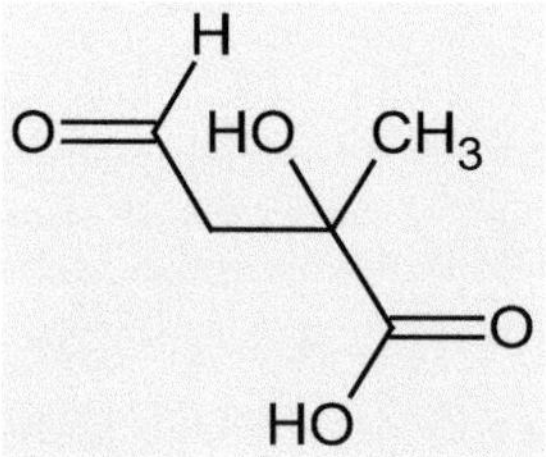

Exercice 8.

A/ 2-formylbutanenitrile

B/ Acide 2-(N-éthylamino)-propanoique

Exercice 9.

A/ 5-hydroxy-4-méthylhexan-3-one

B/ 4,4-diméthylcyclohex-2-énone

C/ Acide 5-cyano-4-formyl-6-méthylhept-2-énoique

D/ N,N-diéthylallylamine

Exercice 10.

A/ 3H-benzo(b)-1,4-diazépine ou 1,5-benzodiazépine.

B/ 3H-benzo(e)-1,4-diazépine ou 1,4-benzodiazépine.

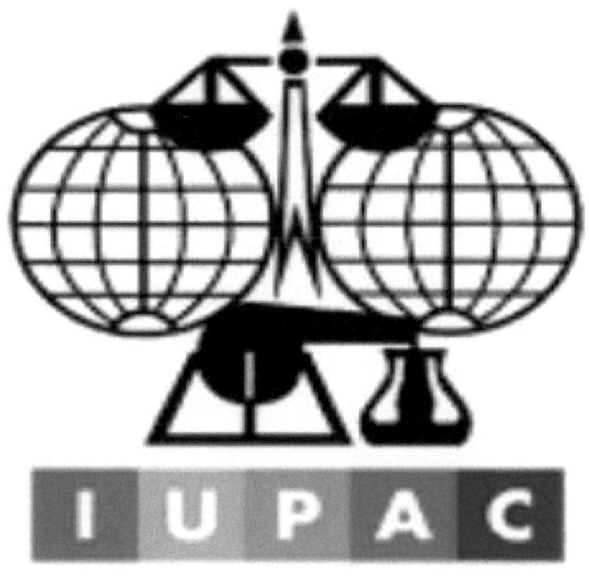

Figure 2. Logo de l'Union Internationale de Chimie Pure et Appliquée IUPAC.

CHAPITRE 3.

STEREOISOMERIE

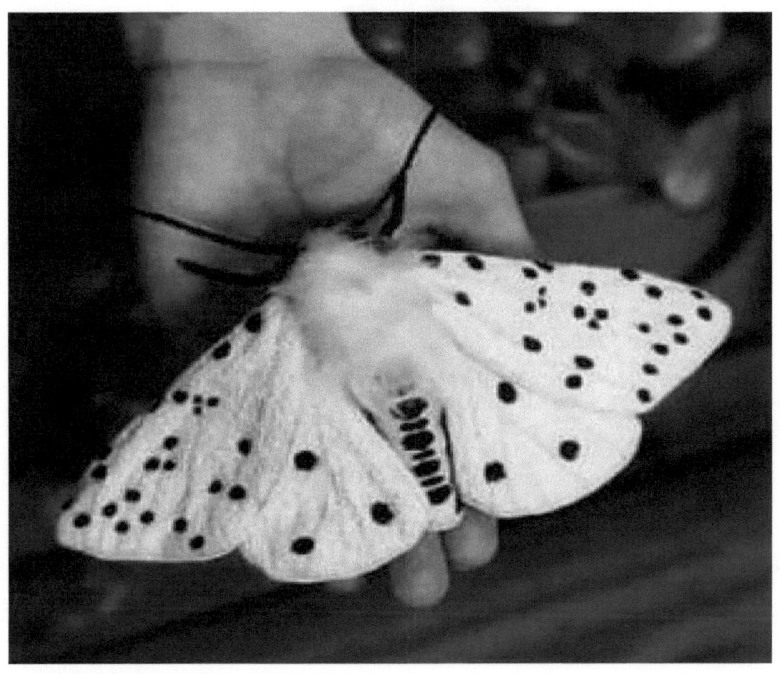

CHAPITRE 3.1.

ISOMERIE PLANE

EXERCICES

Exercice 1.

Parmi les objets suivants, lesquels sont chiraux !

A/ Un ballon de basket

B/ un verre de jus

C/ une oreille

D/ chaussure

E/ un vis

F/ Un tournevis

G/ une pièce de monnaie

H/ une paire de ciseaux

I/ chaussette.

Exercice 2.

Marquez les centres stéréochimiques par un astérisque (*) dans les molécules suivantes.

A/ Ibuprofène (un antalgique antiinflammatoire),

B/ Phénobarbital (tranquillisant),

C/ Dextrométhorphane (un antitussif)

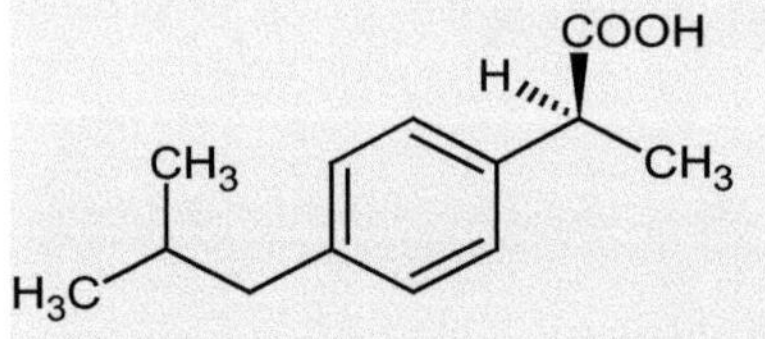

Ibuprofène (D.C.I)

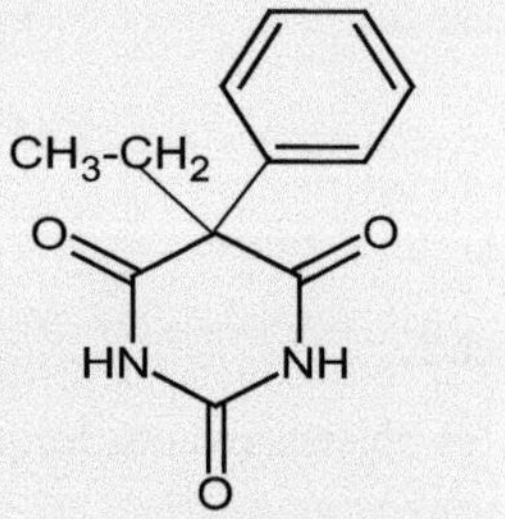

Phénobarbital (D.C.I)

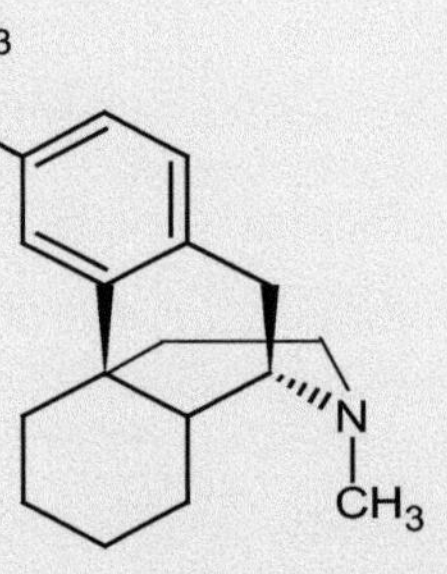

Dextrométhorphane (D.C.I)

Exercice 3.

Attribuez les ordres de priorité des substituants selon Cahn Ingold et Prélog (C.I.P) dans chacune des séries suivantes :

A/ -H, -OH, $-OCH_3$, $-CH_3$

B/ -Br , $-CH_3$, $-CH_2Br$, -Cl

C/ $-CH{=}CH_2$, $-CH(CH_3)_2$, $-C(CH_3)_3$, $-CH_2CH_3$

D/ $-COOCH_3$, $-COCH_3$, $-CH_2OCH_3$, $-OCH_3$.

Exercice 4.

Attribuez la configuration absolue R ou S des molécules suivantes :

A/ B/ 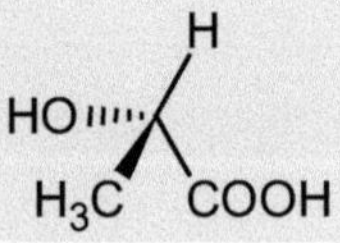 C/

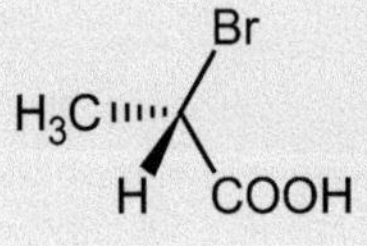

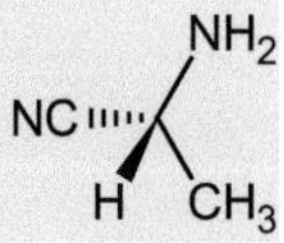

Exercice 5.

La Pénicilline V est un antibiotique à large spectre d'action qui contient trois carbones asymétriques.

- Identifiez-les avec un astérisque (*).
- Attribuez la configuration absolue R ou S des carbones asymétriques.

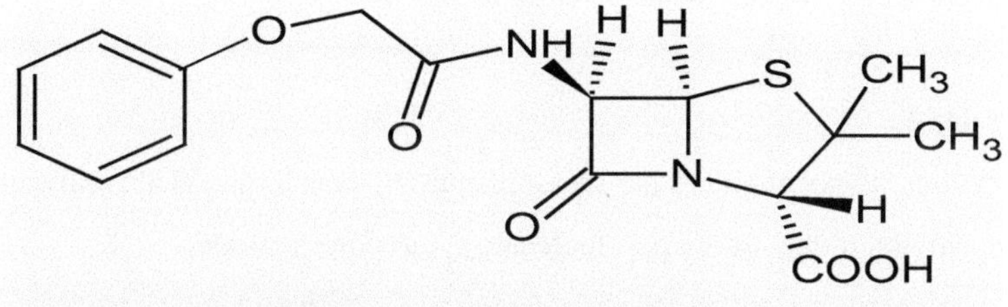

Pénicilline V (Antibiotique)

Exercice 6.

Soit la représentation suivante selon la projection de Newman (A)

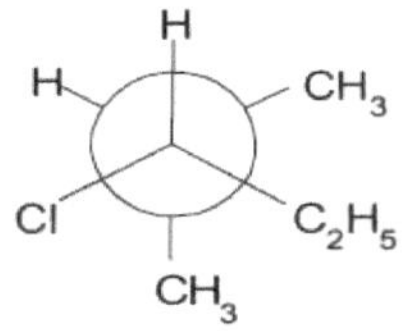

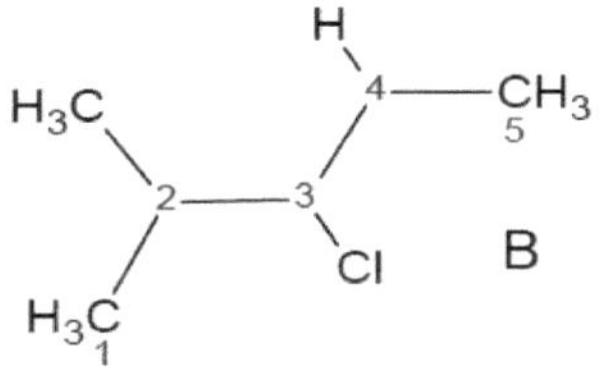

Laquelle des liaisons de la molécule (B) a-t-elle eu pour origine.

Exercice 7.

Il existe huit alcools possédant une formule brute $C_5H_{12}O$. Dessinez-les et indiquez ceux qui sont chiraux.

SOLUTIONS

Exercice 1.

Les objets chiraux sont ceux qui ne présentent pas ni centre ni plan de symétrie :

C/ une oreille **D/** chaussure **E/** un vis **G/** une pièce de monnaie

H/ une paire de ciseaux (ça dépend du modèle).

Exercice 2.

Les centres stéréochimiques par un astérisque (*) dans les molécules suivantes

Phénobarbital n'en possède pas, molécule symétrique achirale.

Ibuprofène (D.C.I)

Dextrométhorphane (D.C.I)

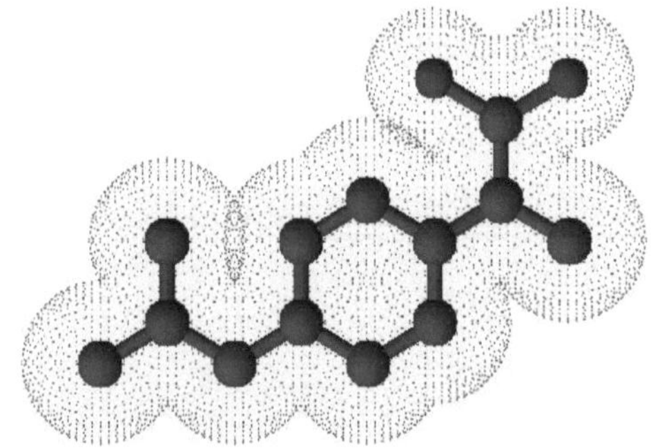

Ibuprofène (D.C.I)

Exercice 3.

Ordre de priorité des substituants selon Cahn Ingold et Prélog (C.I.P) dans chacune des séries suivantes :

A/ $-OCH_3$ > $-OH$, > $-CH_3$ > $-H$,

B/ $-Br$ > $-Cl$ > $-CH_2Br$ > CH_3

C/ $-C(CH_3)_3$ > $-CH=CH_2$ équivalents $-CH(CH_3)_2$ > $-CH_2CH_3$

D/ $-OCH_3$. > $-COOCH_3$, > $-COCH_3$ > $-CH_2OCH_3$,

Exercice 4.

Par application de méthode de Fisher, la configuration absolue R ou S des molécules suivantes :

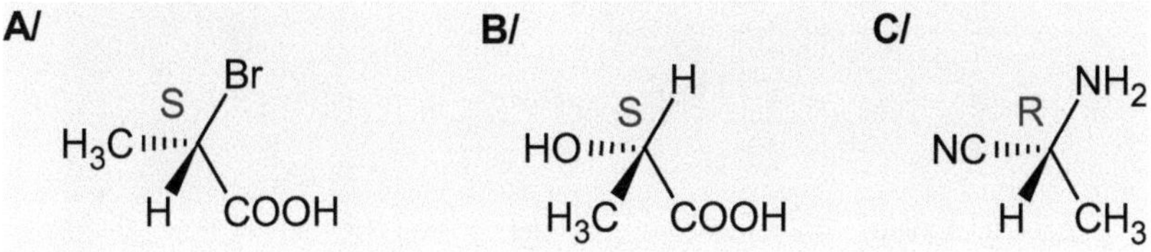

Exercice 5.

Configuration : 2S,5R, 6R

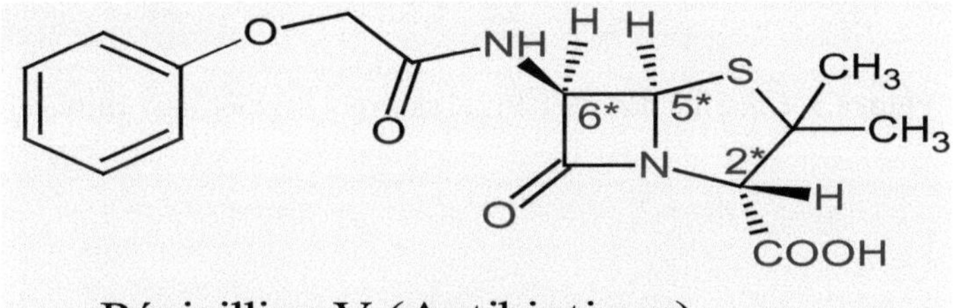

Pénicilline V (Antibiotique)

Exercice 6

La liaison C3-C2 permet d'avoir la projection de Newman dans présentation A.

Exercice 7.

Isomérie plane, les isomères sont :

- ✓ 3 Isomères de squelette (en forme 1L et 2T)
- ✓ 3 Isomères de position sur 5C (OH en 2, puis en 3)
- ✓ 2 Isomères de position sur 4C (OH en 1, puis en 2)

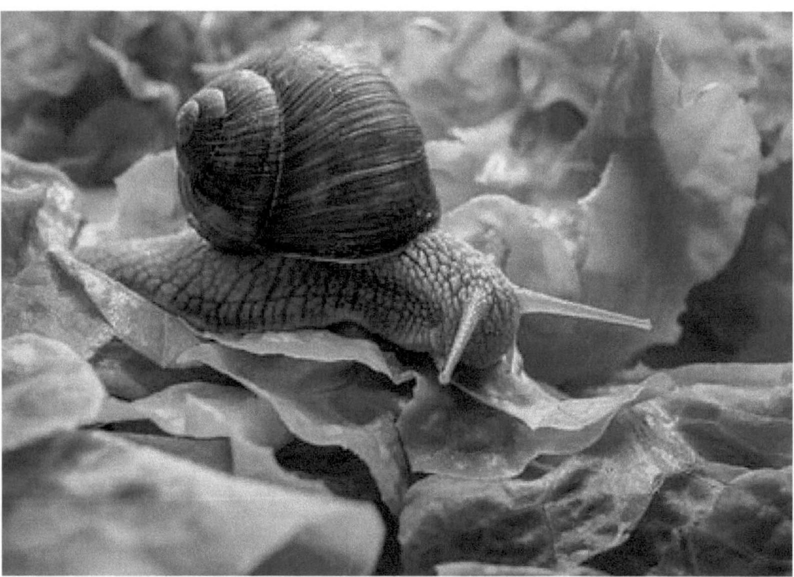

Figure 3. Chiralité dans la nature, escargot asymétrique chirale.

CHAPITRE 3.2.
STEREOISOMERIE

EXERCICES

Exercice 8. Configuration R ou S

Le Propranolol c'est un antihypertenseur, anti-arythmique et antiangoreux. L'énantiomère (S)-(-) du Propranolol est plus actif que l'isomère (R)-(+) comme antiangoreux, Déterminer la forme la plus active parmi les propositions suivantes.

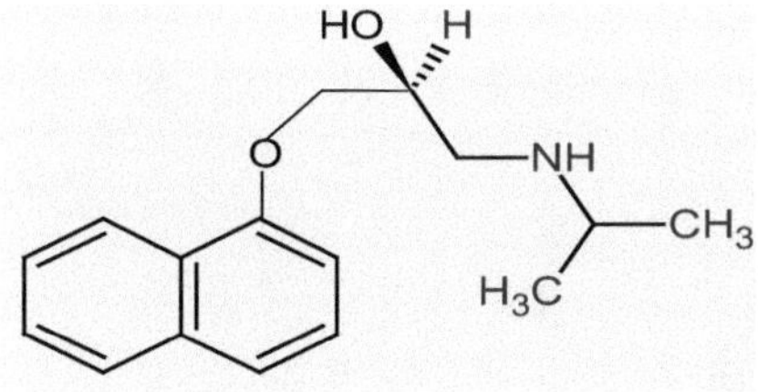

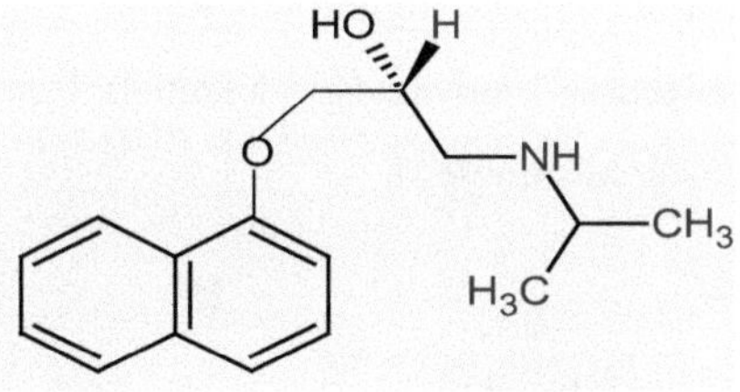

HO H O NH CH_3 H_3C HO H O NH CH_3 H_3C

Exercice 9. Pouvoir rotatoire

Un échantillon de 1,20 g de Cocaïne, $[\alpha]_D = -16$, est dissous dans 7,5 ml de chloroforme et est placé dans une cellule de 5 cm de longueur.

Quel est le pouvoir rotatoire observé ! La Cocaïne est-elle dextrogyre ou lévogyre !

Exercice 10. Cas de 2 C*

Le Chloramphénicol est un antibiotique puissant isolé de Streptomyces venezuelaee bacterium. Il est actif contre un large spectre d'infections bactériologiques et est particulièrement utile contre la fièvre typhoïde. Attribuez la configuration absolue R ou S aux différents carbones asymétriques du Chloramphénicol $[\alpha]_D = +18,6$.

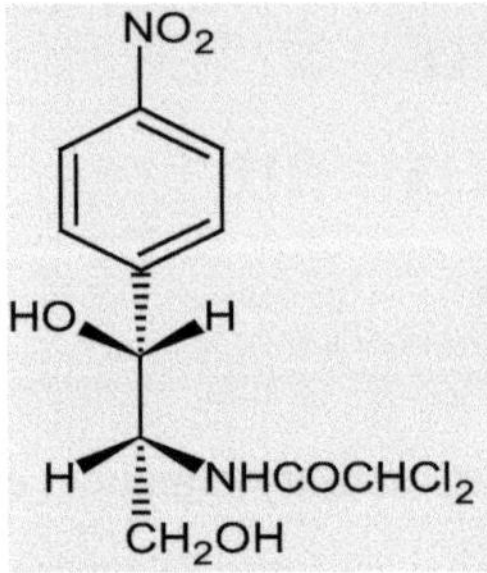

Chloramphénicol (D.C.I)

Exercice 11. Enantiomères ou diastéréoisomères

Attribuez les configurations R ou S à chacun des carbones asymétriques dans les molécules suivantes. Lesquels sont énantiomères et lesquels sont diastéréoisomères !

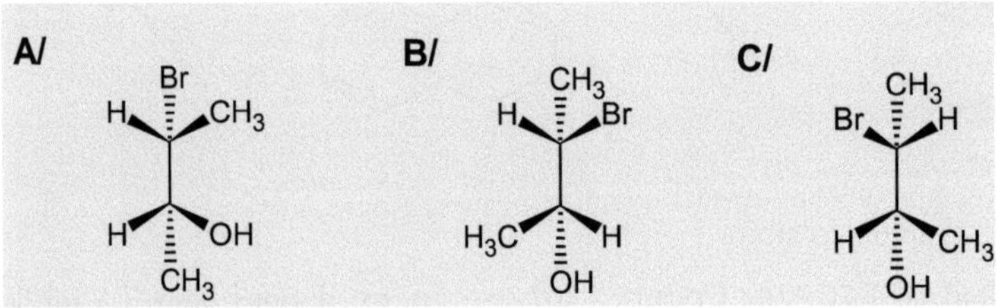

A/ B/ C/

Exercice 12. Cas de plusieurs C*

Le Cholestérol existe sous une seule forme dans la nature indiquée ci-dessous. Précisez combien de Carbone asymétriques existe-t-il dans cette structure, et nombre de stéréo-isomères possibles.

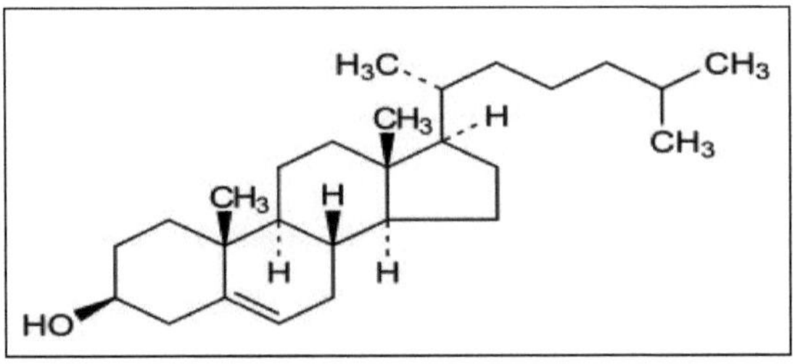

SOLUTIONS

Exercice 8. Configuration R ou S

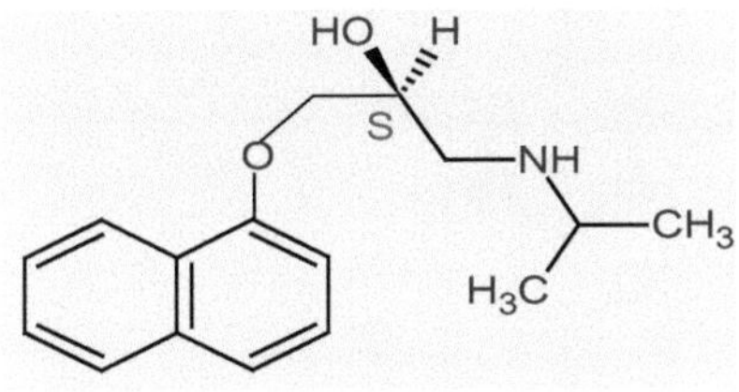

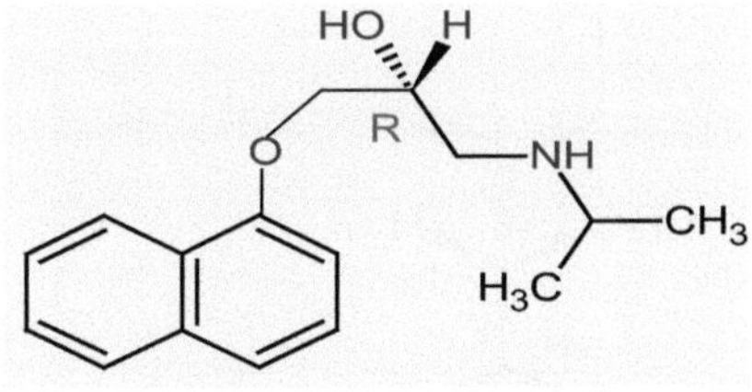

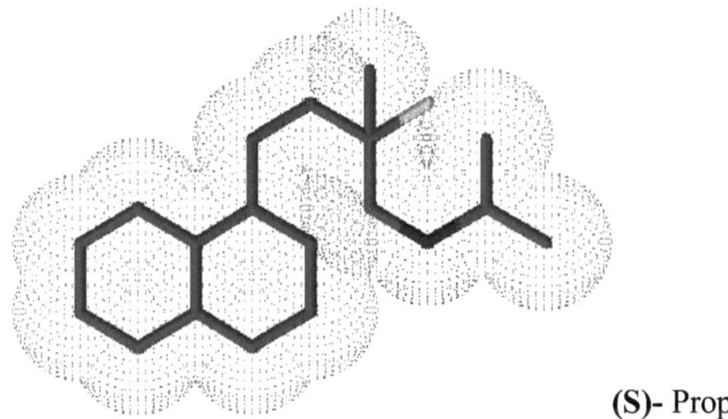

(S)- Propranolol (D.C.I)

Exercice 9. Pouvoir rotatoire

Un échantillon de 1,20 g de Cocaïne, $[\alpha]_D = -16$, est dissous dans 7,5 ml de chloroforme et est placé dans une cellule de 5 cm de longueur.

$\alpha = [\alpha]_D \times l \times C = -16 \times 7{,}5 \text{ ml} \times 0{,}5 \text{ dm},$

$\alpha = -1{,}3\,°$

La Cocaïne est Lévogyre L.

Exercice 10.

Chloramphénicol $[\alpha]_D = +18{,}6$.

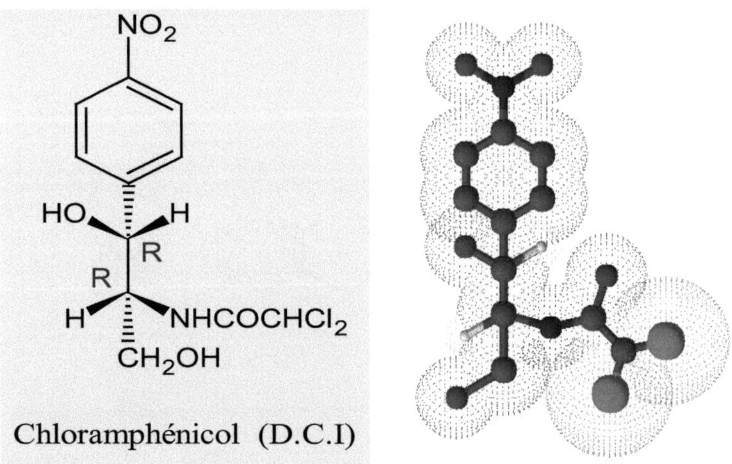

Chloramphénicol (D.C.I)

Exercice 11. Enantiomères ou diastéréoisomères

Attribuez les configurations R ou S à chacun des carbones asymétriques dans les molécules suivantes. Lesquels sont énantiomères et lesquels sont diastéréoisomères !

- ✓ A,B et A,C sont des couples de diastéréoisomères
- ✓ B,C couple d'énantiomères.

A/ Br, H, CH_3, R, R, H, OH, CH_3

B/ CH_3, H, Br, S, R, H_3C, H, OH

C/ CH_3, Br, H, R, S, H, CH_3, OH

Exercice 12.

Cas de plusieurs C*

8 Carbones asymétriques, ceci fait $2^n = 2^8 = 256$ composés stéréo-isomères,

et 256/2 = 128 couples d'énantiomères.

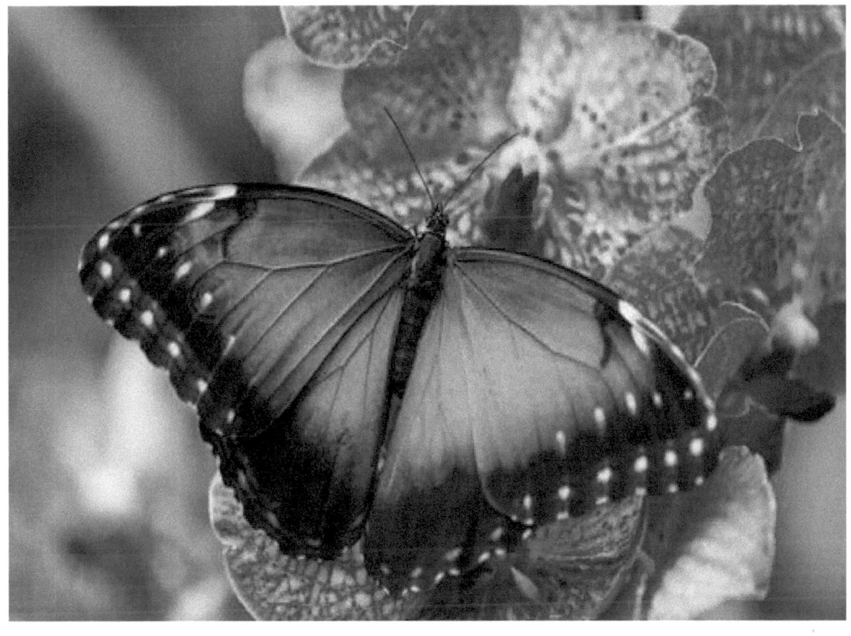

Figure 4. Stéréo-isomérie dans la nature : Papillon symétrique achirale.

CHAPITRE 4 :
MECANISME REACTIONNEL

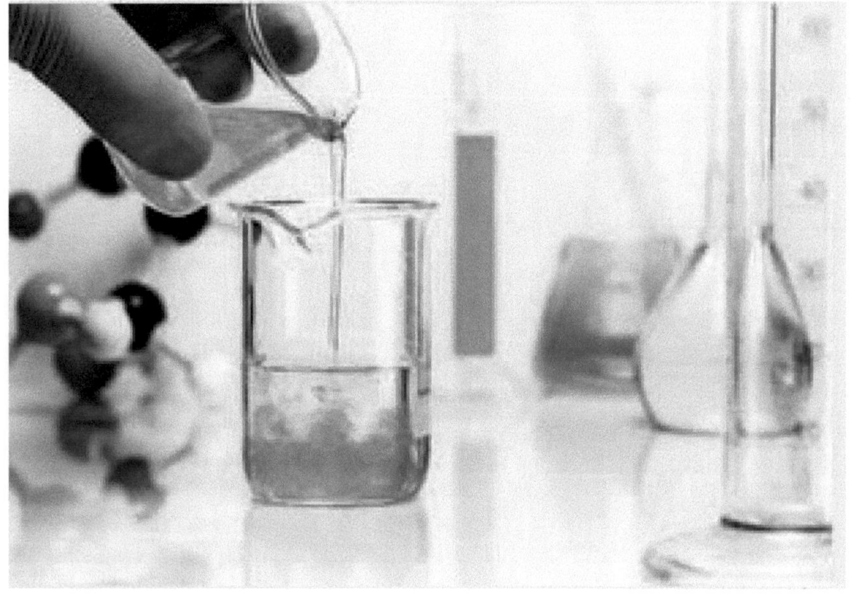

EXERCICES

Exercice 1. Substitution nucléophile

Donner le produit de la réaction de substitution nucléophile de 1-chloropropane avec l'hydroxyde de sodium.

A/ Ecrivez les deux produits de départ

B/ Identifiez le nucléophile et le groupe partant.

C/ Ecrivez l'équation complète.

Exercice 2. Substitution nucléophile

Classez les composés de chaque ensemble ci-dessous dans l'ordre croissant de leur réactivité vis-à-vis de la substitution nucléophile S_N2.

A/ $\mathbf{a_1}$ 2-bromo-2-méthylbutane, $\mathbf{a_2}$ 1-bromopentane, $\mathbf{a_3}$ 2-bromopentane

B/ $\mathbf{b_1}$ 1-bromo-3-méthylbutane $\mathbf{b_2}$ 2-bromo-2-méthylbutane $\mathbf{b_3}$ 3-bromo-2-méthylbutane

C/ $\mathbf{c_1}$ 1-bromobutane, $\mathbf{c_2}$ 1-bromo-2,2-diméthylpropane, $\mathbf{c_3}$ 1-bromo-2-méthylbutane

Exercice 3. Substitution nucléophile

Le 2-bromo-3-méthylbutane est chauffé dans une solution d'eau dans l'acétone. Sachant qu'un seul composé est formé, identifiez ce composé et expliquez sa formation.

Exercice 4. Substitution nucléophile

Prédire les produits des réactions suivantes

A/ éthynylsodium (acétylure de sodium) + Bromure de méthyle

B/ (Cis)-1-chloro-3-méthylcyclopentane + OH^-

C/ (1S)-1-chloro-1-éthylbenzène + $CH_3O^-Na^+$

Exercice 5. Substitution nucléophile

Expliquez en termes de mécanisme réactionnel les observations suivantes :

A/ Le butanol peut etre transformé en 1-bromobutane par l'action de HBr et non par celle de NaBr.

B/ Le bromométhoxyméthane donne plus facilement une substitution S_N1 que le bromure d'éthyle.

C/ Le 1-bromobutane réagit plus vite que le 2-bromo-2-méthylpropane avec NaI dans l'acétone.

Exercice 6. Réaction d'élimination

Déterminer le mécanisme pour chacune des réactions suivantes :

A/ 2-chloro-2-méthylpropane + OH^- $\longrightarrow$ 2-méthylprop-1-ène.

B/ Propan-2-ol + H_2SO_4 + H_2O $\longrightarrow$ Propène.

Exercice 7. Réaction d'élimination

La déshydratation en milieu acide du 5-méthyl-3-heptèn-2-ol conduit à deux isomères dont l'un est prépondérant. Expliquez ce résultat en termes de mécanisme réactionnel et indiquez l'isomère prépondérant.

Exercice 8. Compétition SN / E

Par action de l'éthylate de sodium sur le 2-bromo-3-méthylbutane,on a pu isoler trois composés :

- ✓ Deux carbures isomères A et B de formule brute C_5H_{10}.
- ✓ Et un composé C de formule $C_7H_{16}O$.

Donner la formule de A, B et C sachant que l'on a obtenu quatre fois plus de A que de B.

Exercice 9. Réaction d'Addition

Etudier la structure chimique des composés obtenus par addition ionique du brome sur le 2-chloropent-2-ène.

Précisez la nature R ou S des carbones asymétriques.

Exercice 10. Réaction d'Addition

La fixation d'hydrogène « hydrogénation » sur une double liaison est une réaction exothermique ; elle dégage de l'énergie (chaleur), et le niveau d'énergie du produit formé est inférieur à celui de la molécule de départ.

L'hydrogénation du penta-1,3-diène (A) et celle de penta-1,4-diène (B), conduisent au même produit le pentane. Mais, la réaction de l'hydrogénation de A dégage 226 KJ/mol alors que la réaction d'hydrogénation de B dégage 254 KJ/mol.

A/ Déterminer la formule semi-développée des produits A,B et C.

B/ Quelle est l'origine de différence d'énergie dégagée lors de l'hydrogénation, quelle est sa signification physique !

SOLUTIONS

Exercice 1.

Deux produits de la réaction : 1-chloropropane et hydroxyde de sodium.

Nucléophile : hydroxyde OH^-, le groupe partant : le chlore Cl^-

Produit de la réaction : Propanol

Equation de la réaction :

$$H_3C-CH_2-CH_2-Cl + Na^+ OH^- \longrightarrow H_3C-CH_2-CH_2-OH + NaCl$$

chloropropane propanol

Exercice n°2.

L'ordre croissant de la réactivité vis-à-vis de la substitution nucléophile S_N2 est démontré ci-dessous :

A/ $C_2H_5\text{-}CHBr(CH_3)_2$ < $H_3C\text{-}CHBr\text{-}C_3H_7$ < $H_3C\text{-}CH_2\text{-}CH_2\text{-}CH_2\text{-}CH_2\text{-}Br$

2-bromo-2-méthylbutane   2-bromopentane   1-bromopentane

B/ $(H_3C)_2CHBr\text{-}C_2H_5$ < $H_3C\text{-}CHBr\text{-}CH(CH3)_2$ < $H_3C\text{-}CH(CH_3)\text{-}CH_2\text{-}CH_2\text{-}Br$

2-bromo-2-méthylbutane   2-bromo-3-méthylbutane   1-bromo-3-méthylbutane

C/ $Br\text{-}CH_2\text{-}C(CH_3)_3$ < $H_3C\text{-}CH_2\text{-}CH(CH_3)\text{-}CH_2\text{-}Br$ < $H_3C\text{-}CH_2\text{-}CH_2\text{-}CH_2\text{-}Br$

1-bromo-2,2-diméthylpropane   1-bromo-2-méthylbutane   1-bromobutane

Exercice 3.

$$H_3C\text{-}CHBr\text{-}CH(CH_3)\text{-}CH_3 + H_2O \xrightarrow[H_3C\text{-}CO\text{-}CH_3]{} H_3C\text{-}CH(OH)\text{-}CH(CH_3)\text{-}CH_3 + HBr$$

2-bromo-3-méthylbutane   3-méthylbutan-2-ol

Exercice 4.

A/ $H_3C{-}Br + H{-}C\equiv C^{-}\ Na^{+} \longrightarrow HC\equiv C{-}CH_3 + NaBr$

propyne

B/

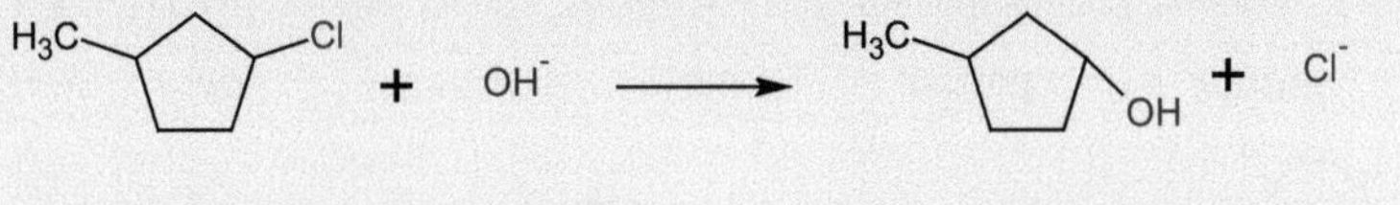

(cis)-1-chloro-3-méthylcyclopropane (trans)-3-méthylcyclopropanol

L'ion carbénium fourni n'est pas plan, l'attaque se fera par l'arrière.

C/

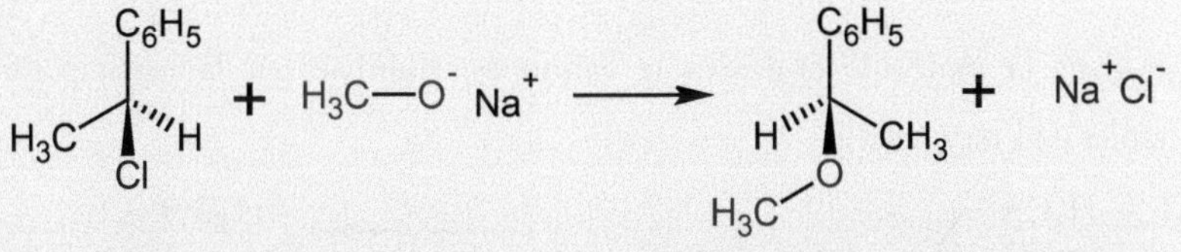

((1S)-1-chloroéthyl)benzène ((1R)-1-méthoxyéthyl)benzène

L'ion méthylate étant très réactif, il favorise l'obtention d'un éther méthoxy par un mécanisme SN2. l'inversion de configuration fait passer le produit (S) de départ à une configuration (R), un seul produit est obtenu.

Exercice 5.

A/

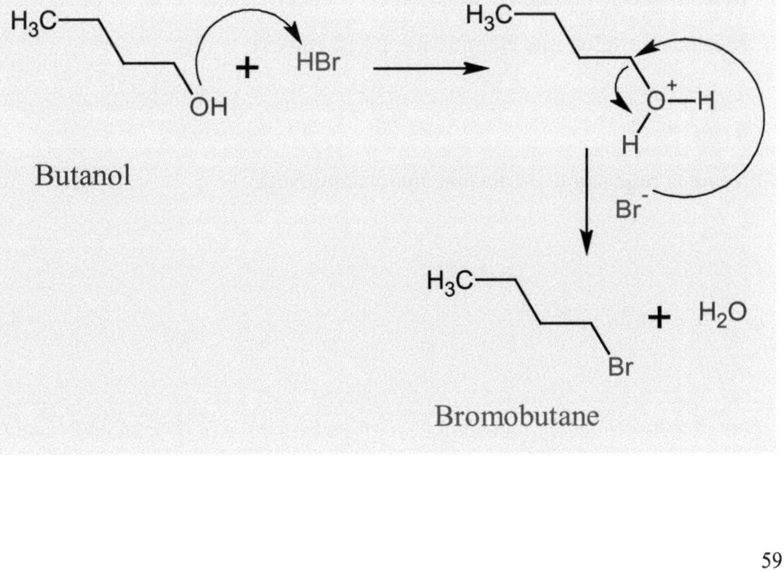

Butanol

Bromobutane

OH^- est un mauvais groupe partant par action de NaBr, tandis que H2O est un bon groupe partant par action de HBr.

B/ Br–CH_2–$\overline{\underline{O}}$–CH_3 ⟶ $H_2C=O^+$–CH_3 ⟷ ^+H_2C–O–CH_3

Bromure de méthoxyméthane mésomérie

Car dans la molécule ci-dessus le cation est stabilisé par la participation du doublet de l'oxygène.

C/ H_3C–CH_2–CH_2–CH_2–Br + NaI ⟶ (acétone, H_3C–CO–CH_3) H_3C–CH_2–CH_2–CH_2–I

Bromobutane acétone iodobutane

Car il s'agit d'une réaction SN2 (NaI dans l'acétone).

Exercice 6.

A/ Mécanisme selon une élemination E2 (concerté : une seule étape)

B/ Mécanisme selon une élemination E1 (2 étapes)

Exercice 7.

L'oléfine la plus stable est formée majoritairement.

(E)-5-méthylhepta-1,3-diène
Minoritaire

(2E,4E)-5-méthylhepta-2,4-diène
Majoritaire

Exercice 8.

La réaction est une compétition SN_2/E_2, A et B ce sont de produits d'élemination, C c'est un produit de substitution

$C_2H_5O^- Na^+$
Elimination E2

Produit A

Produit B

$+ \ C_2H_5OH + NaBr$

$C_2H_5O^- Na^+$

Substitution SN2

+ NaBr

Produit C

Exercice 9.

Le produit de la réaction d'addition ionique c'est un produit saturé, résultant d'une addition anti sur l'alcène.

+ Br_2 →

2-chloropent-2-ène 2,3-dibromo-2-chloropentane

Exercice 10.

L'hydrogénation du penta-1,3-diène (A) et celle de penta-1,4-diène (B), conduisent au même produit le pentane (C), d'où les formules semi-développées indiquées ci-dessous.

Le produit A c'est un produit stabilisé par conjugaison de doubles liaisons (alternance entre double et simple liaison), d'où son énergie E = 226 Kj/ mol.

Le produit B moins stable aura pour énergie E= 254 Kj/mol.

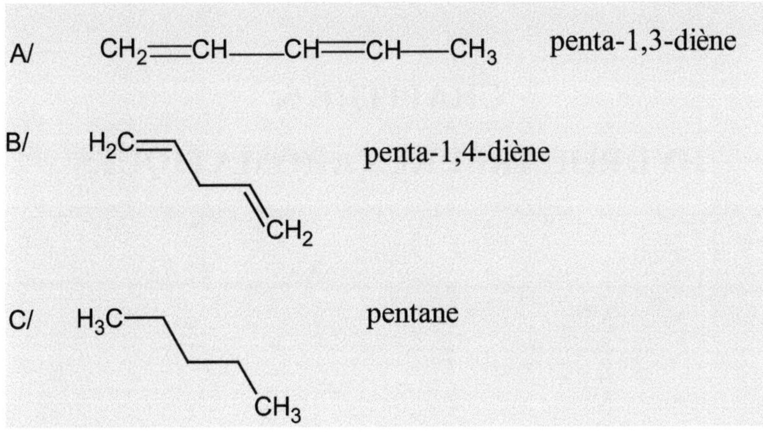
A/
$CH_2{=}CH{-}CH{=}CH{-}CH_3$
penta-1,3-diène
B/
H_2C
CH_2
penta-1,4-diène
C/
H_3C
CH_3
pentane

CHAPITRE 5.

HYDROCARBURES AROMATIQUES

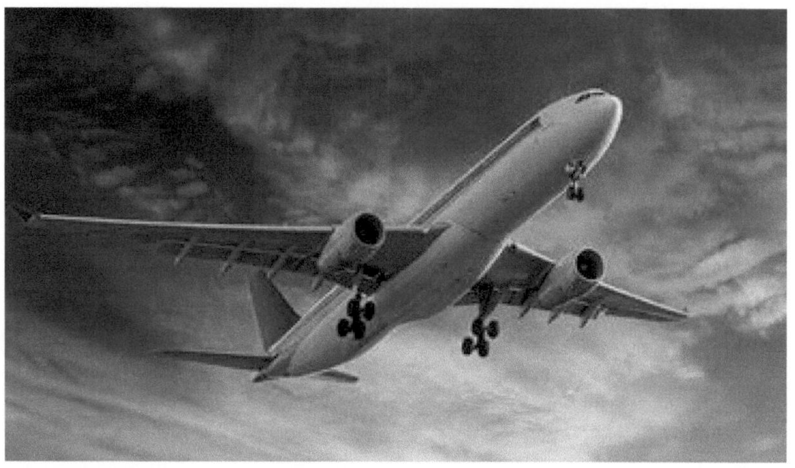

EXERCICES

Exercice 1. S.E Ar : Alkylation de Friedel-Crafts

Déterminer le produit de la réaction chimique de l'alkylation de Friedel Crafts

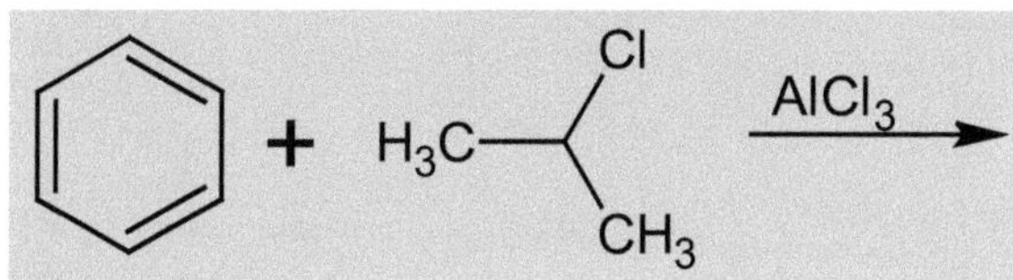

Exercice 2. Synthèse chimique

Proposer une méthode de synthèse chimique de m-chloronitrobenzène à partir de benzène

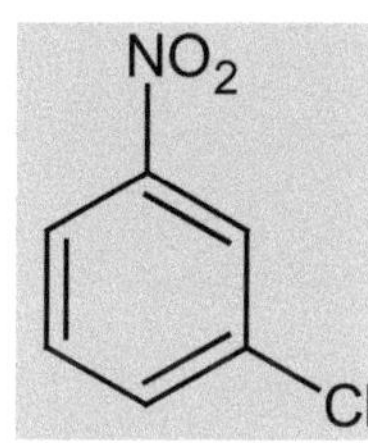

Exercice 3. S.E $_{Ar}$: halogénation

Quels sont les produits de bromation de l'aniline ayant cette formule brute $C_6H_5NH_2$

Exercice 4. Règles d'Holleman

Quels sont les produits de nitration des produits suivants, en appliquant les règles d'Holleman d'orientation.

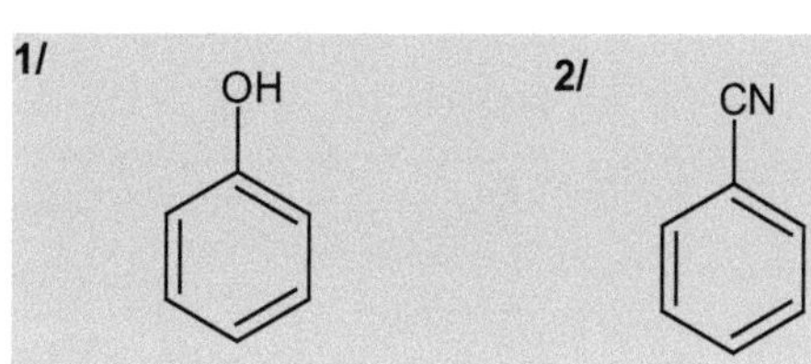

Exercice 5. Aromaticité

Indiquer quels sont les composés aromatiques parmi les molécules ci-dessous

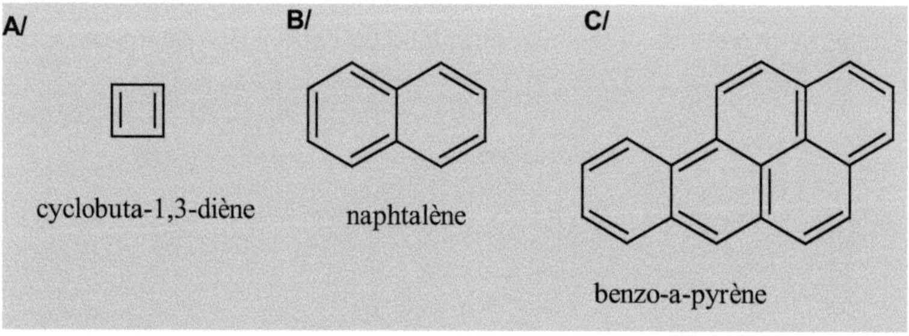

A/ cyclobuta-1,3-diène

B/ naphtalène

C/ benzo-a-pyrène

Le benzo[α]pyrène est un composé polycyclique retrouvé dans la suie des cheminées, la fumée de cigarette, la viande grillée brulée. Dans le corps, il est oxydé et devient cancérigène (inducteur de cancer).

SOLUTIONS

Exercice 1.

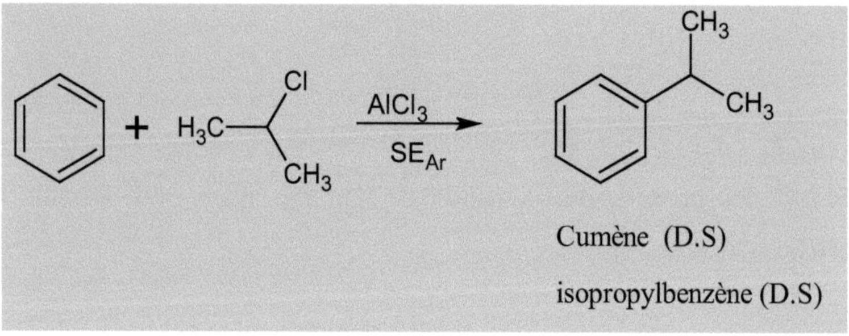

+ H_3C–CHCl–CH_3 —($AlCl_3$, SE_{Ar})→ CH_3 / CH_3

Cumène (D.S)

isopropylbenzène (D.S)

Exercice 2.

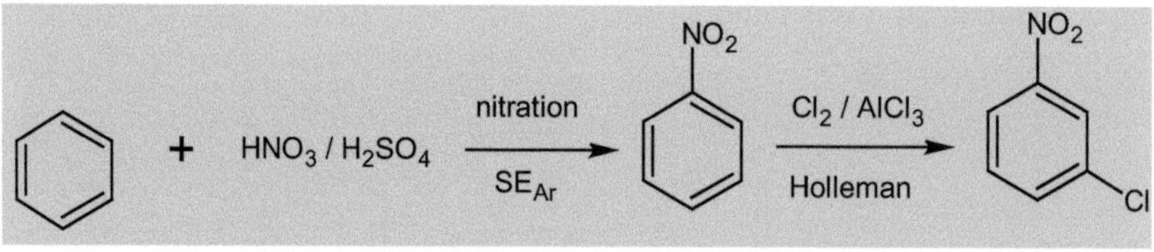

+ HNO_3 / H_2SO_4 —(nitration, SE_{Ar})→ NO_2 —(Cl_2 / $AlCl_3$, Holleman)→ NO_2, Cl

Exercice 3.

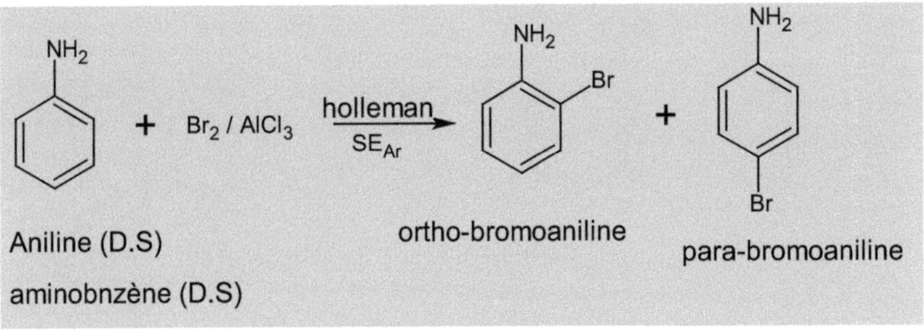

NH_2 (benzene) + $Br_2 / AlCl_3$ —holleman / SE_{Ar}→ ortho-bromoaniline + para-bromoaniline

Aniline (D.S)

aminobnzène (D.S)

ortho-bromoaniline

para-bromoaniline

Exercice 4.

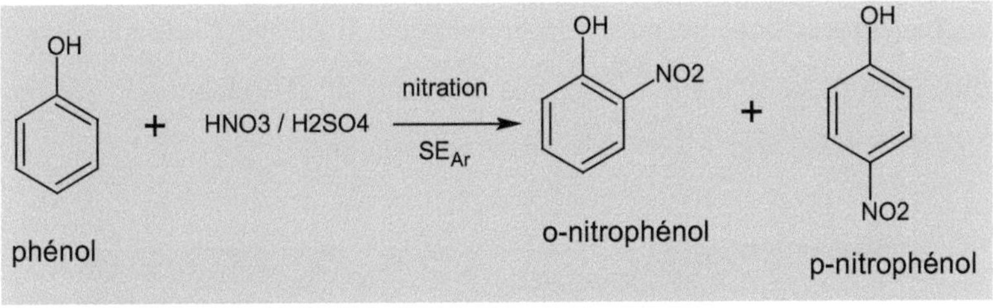

phénol + HNO3 / H2SO4 —nitration / SE_{Ar}→ o-nitrophénol + p-nitrophénol

phénol

o-nitrophénol

p-nitrophénol

benzonitrile + HNO3 / H2SO4 —nitration / SE_{Ar} / holleman→ m-nitrobenzonitrile

benzonitrile (D.S)

m-nitrobenzonitrile (D.S)

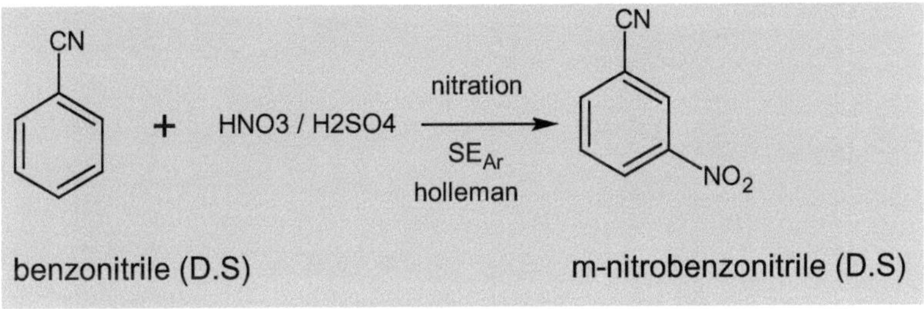

Exercice 5.

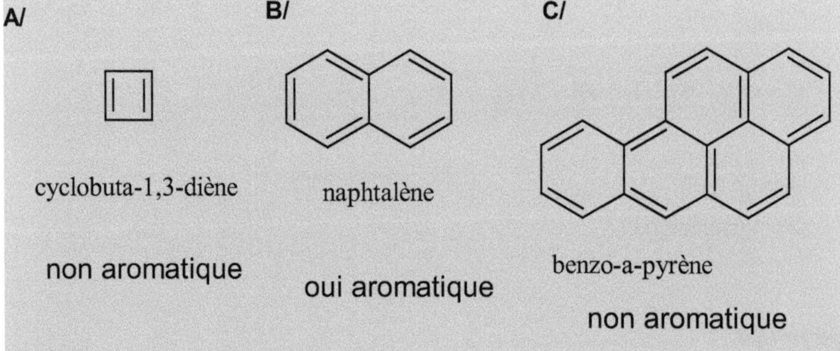

Le naphtalène est la seule molécule aromatique, il présente une alternance de doubles liaisons et le nombre total des électrons π (10 électrons) répond au formule de Huckel **4 n + 2 é** (n = 2 dans cet exemple).

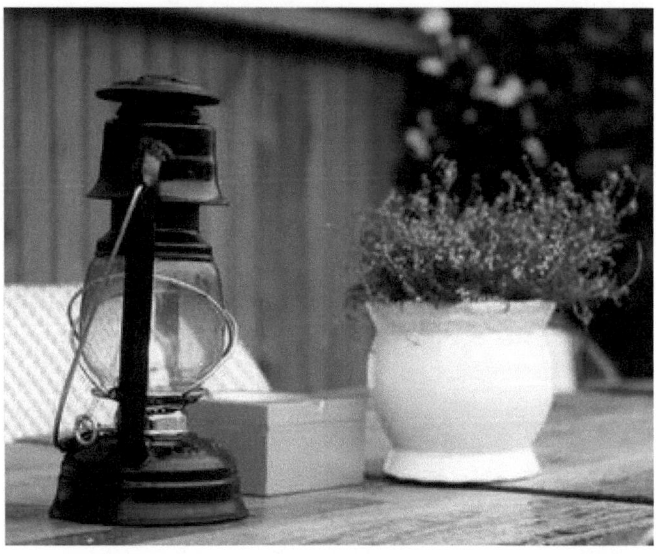

Figure 5. Ancienne lampe à source de Kérosène (Hydrocarbure aromatique).

CHAPITRE 6 :
GROUPES FONCTIONNELS MONOVALENTS

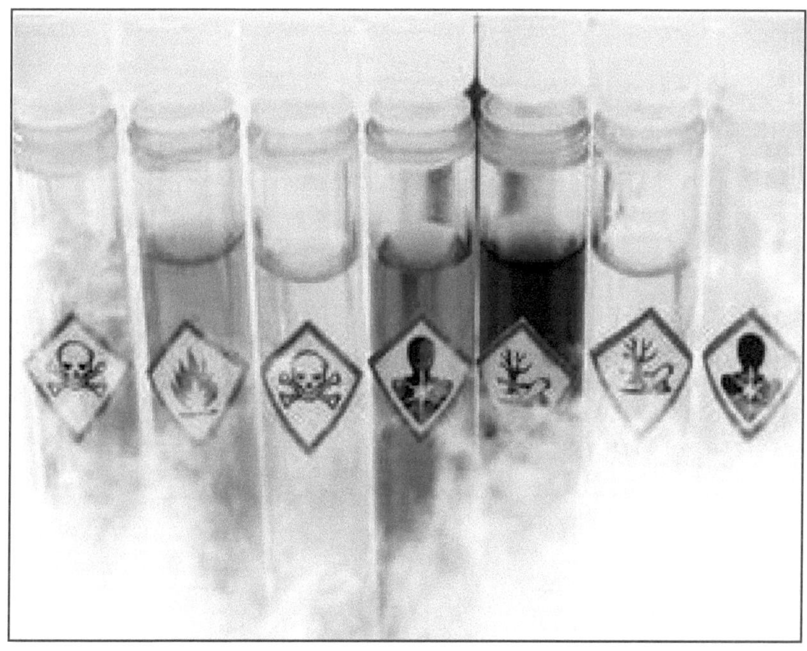

CHAPITRE 6.1.
DERIVES HALOGENES

EXERCICES

Exercice 1.

Complétez les réactions suivantes

A/ $H_2C{=}CH{-}CH_2{-}CH_2{-}Br$ + HBr ⟶ A

B/ $H_3C{-}CHOH{-}CH_3$ + PBr_3 ⟶ B

C/ $C_6H_{11}{-}OH$ + $SOCl_2$ ⟶ C

D/ Ph-CHO + PCl_5 ⟶ D

Exercice 2.

Quels sont les produits de réactions ci-dessous.

A/ $H_2C{=}CH{-}CH_2{-}CH_2{-}Br$ + KOH conc (haute T°) ⟶ A

B/ $C_6H_5{-}Cl$ + $(H_3C)_3C{-}Cl$ (+ $AlCl_3$) ⟶ B

C/ $H_3C{-}CH_2{-}CH_2{-}Cl$ + C_2H_5ONa ⟶ C

Exercice 3.

Quelle est la formule des composés A,B,C et D participant aux réactions suivantes

A + H_2O (+ H_2SO_4) ⟶ B

B + $SOCl_2$ ⟶ C

2 C + 2 Na ⟶ 3,3,4,4-tétraméthylhexane + 2 NaCl

C + $H_3C{-}O^-$ ⟶ D + $H_3C{-}OH$ + Cl^-

Le composé A présente dans l'Infra-rouge IR ; une bande intense à 890 cm^{-1} (2 structures chimiques sont envisagés, l'IR permet d'en éleminer une).

Exercice 4.

Complétez les réactions suivantes

A/ Br-CH_2-CH_2-Br + 2 KCN ⟶ A

B/ C_6H_{11}-Br + NaOH diluée (T° basse) ⟶ B

C/ HC≡C-CH_2-CH_2-I + $NaNH_2$ ⟶ C

SOLUTIONS

Exercice 1.

A/ H_3C-CHBr-CH_2-CH_2-Br (addition électrophile selon Markovnikov)

B/ H_3C-CHBr-CH_3 (bromation)

C/ C_6H_{11}-Cl + SO_3 (chloration)

D/ Ph-$CHCl_2$ + $POCl_3$ (chloration)

Exercice 2.

A/ Buta-1,3-diène + H_2O + KBr (Elémination)

B/ Tertbutylchlorobenzène (2 produits isomères de $S.E_{Ar}$ en ortho et para)

C/ Pr-O-Et + NaCl (SN)

Exercice 3.

A/ H_2C=CH-$C(CH_3)_2$-$C(CH_3)_2$-C_2H_5 (**A** c'est un alcène, l'alcyne est exclu par analyse spectroscopique IR)

B/ H_3C-CHOH-$C(CH_3)_2$-$C(CH_3)_2$-C_2H_5 (addition électrophile,Markovnikov)

C/ H_3C-CHCl- $C(CH_3)_2$-$C(CH_3)_2$-C_2H_5 (chloration)

D/ H_2C=CH-$C(CH_3)_2$-$C(CH_3)_2$-C_2H_5 (Eléminatio, et retour au produit initial A)

Exercice 4.

A. N≡C-CH_2-CH_2-C≡N + 2 KBr (SN)

B. cyclohexanol + NaBr (SN)

C. Na^+ $^-$C≡C-CH=CH_2 + NH_3 + HI (réactivité des alcynes avec métaux alcalins, et élimination)

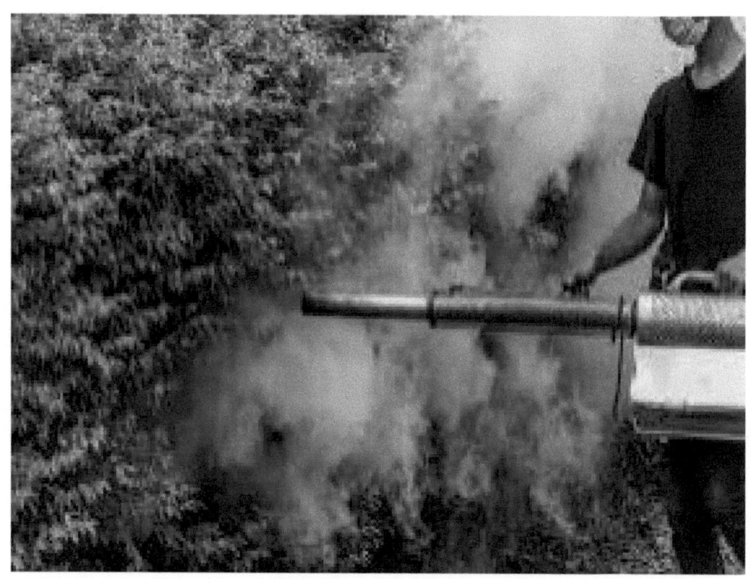

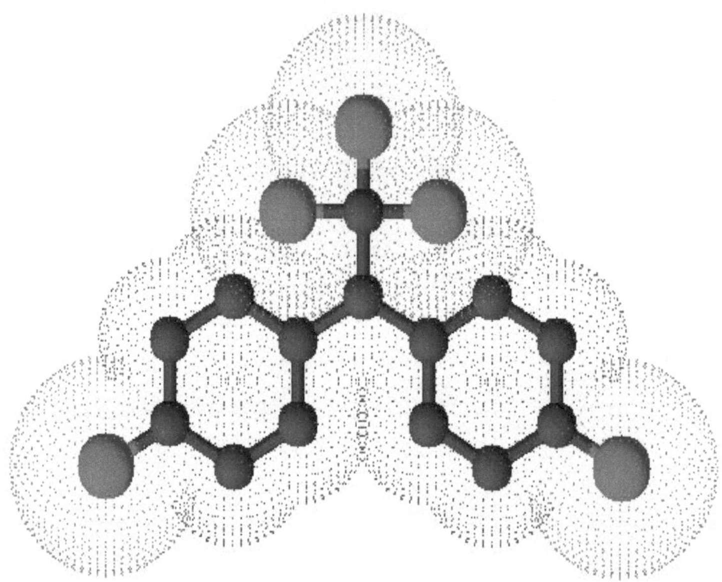

Figure 6. Le DDT ou 1,1'-(2,2,2-Trichloroethane-1,1-diyl)-bis-(4-chlorobenzene) : un pesticide toxique.

CHAPITRE 6.2.
DERIVES ORGANOMETALLIQUES

EXERCICES

Exercice 1.

Complétez les réactions suivantes (le second membre correspond au résultat final apres hydrolyse).

A/ $H_3C\text{-}CH_2\text{-}MgBr$ + $C_6H_5\text{-}CH{=}O$ $\longrightarrow$ A

B/ $H_3C\text{-}CH_2\text{-}MgBr$ + B $\longrightarrow$ $H_3C\text{-}CH_2\text{-}COOH$

C/ $H_3C\text{-}CH_2\text{-}MgBr$ + $H\text{-}CH{=}O$ $\longrightarrow$ C

D/ $H_3C\text{-}CH_2\text{-}MgBr$ + $CH_3\text{-}CH_2\text{-}CO\text{-}O\text{-}CH_3$ $\longrightarrow$ D

Exercice 2.

Complétez les réactions suivantes (le second membre correspond au résultat final apres hydrolyse)

A/ $H_3C\text{-}CH_2\text{-}MgBr$ + $CH_3\text{-}CHOH\text{-}CH_3$ $\longrightarrow$ A

B/ $H_3C\text{-}CH_2\text{-}MgBr$ + H_2O $\longrightarrow$ B

C/ $H_3C\text{-}CH_2\text{-}MgBr$ + C $\longrightarrow$ $H_3C\text{-}CH_3$ + $CH_3\text{-}OH$

Exercice 3.

Comment peut-on préparer les composés suivants,en une ou plusieurs étapes,à partir du bromure de phénylmagnésium

A/ $C_6H_5\text{-}CHCl\text{-}CH_3$

B/ $C_6H_5\text{-}CO\text{-}CH_3$

C/ $C_6H_5\text{-}C(CH_3){=}CH_2$

Exercice 4.

Complétez les réactions suivantes (le second membre correspond au résultat final apres hydrolyse)

A/ H_3C-CH_2-MgBr + A ⟶ CH_3-CH_2-CH(CH_3)-CH_3

B/ H_3C-CH_2-MgBr + B ⟶ H_3C- CH_2-CH_2-CH_2OH

C/ H_3C-CH_2-MgBr + CH_3-C≡ CH ⟶ C

Exercice 5.

Par quel enchainement de réactions peut-on passer de A à B.

A/ **A.** R-C≡N **B.** R-CCl_2-CH_3

B/ **A.** R-CH_2-Cl **B.** R- CH_2-CH_2-Cl

C/ **A.** R-CH_2-Cl **B.** R- CH_2- CH_2-CH_2-Cl

SOLUTIONS

Exercice 1. Réactions d'addition, suivies par une hydrolyse.

A/ H_3C-CH_2-MgBr + C_6H_5-CH=O ⟶ A : H_5C_2-CHOH-C_6H_5 alcool II

B/ H_3C-CH_2-MgBr + B (CO_2) ⟶ H_3C-CH_2-COOH

C/ H_3C-CH_2-MgBr + H-CH=O ⟶ C :H_5C_2-CH_2OH alcool I

D/ H_3C-CH_2-MgBr + CH_3-CH_2-CO-O-CH_3 ⟶ D : H_3C-CH_2-CO-CH_2-CH_3 + H_3C-OH (D : cétone puis alcool III (H_3C-CH_2)$_3$C-OH) .

Exercice 2. Réactions acido-basiques, suivies par hydrolyse.

A/ H_3C-CH_2-MgBr + CH_3-CHOH-CH_3 ⟶ A : H_3C-CH_3 + H_3C-CHOH-CH_3

B/ H_3C-CH_2-MgBr + H_2O ⟶ B : H_3C-CH_3 + MgBrOH

C/ H_3C-CH_2-MgBr + C : H_3C-OH ⟶ H_3C-CH_3 + CH_3-OH

Exercice 3. Réactions très fréquentes de synthèse chimique utilisant C_6H_5MgBr

A/ produit a préparer C_6H_5-CHCl-CH_3, synthèse en 2 étapes : addition suivie par chloration

C_6H_5MgBr + H_3C-CHO/ H_2O ⟶ C_6H_5-CHOH-CH_3 + MgBrOH

C_6H_5-CHOH-CH_3 + HCl (ou PCl_3, PCl_5,$SOCl_2$) ⟶ C_6H_5-CHCl-CH_3

B/ produit a préparer C_6H_5-CO-CH_3 , addition, suivie par hydrolyse

C_6H_5MgBr + H_3C-CN / H_2O ⟶ C_6H_5-C(=NH)-CH_3 imine + MgBrOH

C_6H_5-C(=NH)- CH_3 + H_2O ⟶ C_6H_5-CO-CH_3

C/ produit a préparer C_6H_5-C(CH_3)=CH_2, addition suivie par élemination

C_6H_5MgBr + H_3C-CO-CH_3 / H_2O ⟶ C_6H_5-COH$(CH_3)_2$ + MgBrOH

C_6H_5-COH$(CH_3)_2$ + H_2SO_4 (T°) ⟶ C_6H_5-C(CH_3)=CH_2 + H_2O

Exercice 4.

Reactions 1 et 2 : addition, réaction 3 : acido-basique

A/ H_3C-CH_2-MgBr + A : $(H_3C)_2$CH-Br /H_2O ⟶ CH_3-CH_2-CH(CH_3)-CH_3 + $MgBr_2$

B/ H_3C-CH_2-MgBr + B : epoxyde déthylene $(CH_2)_2O$ /H_2O ⟶ H_3C- CH_2-CH_2-CH_2OH

C/ H_3C-CH_2-MgBr + CH_3-C≡ CH ⟶ C : H_3C-CH_3 + H_3C-C≡C-MgBr

Exercice 5.

Exemples de réactivité des organométalliques dans la synthèse chimique

A/ Synthèse chimique de R-CCl_2-CH_3

H_3C-MgBr + R-C≡N / H_2O ⟶ R-CNH-CH_3 + MgBrOH

R-CNH-CH_3 + H_2O ⟶ R-CO-CH_3

R-CO-CH_3 + PCl_5 ⟶ R-CCl_2-CH_3

B/ Synthèse chimique de R- CH_2-CH_2-Cl

R-CH_2-Cl + Mg ⟶ R-CH_2-MgCl

R-CH_2-MgCl + H_2C=O ⟶ R-CH_2-CH_2OH

R-CH_2-CH_2OH + HCl (ou PCl_3,PCl_5,$SOCl_2$) ⟶ R- CH_2-CH_2-Cl

C/ Synthèse chimique de R- CH_2- CH_2-CH_2-Cl

R- CH_2-CH_2-Cl + époxyde d'éthylène $(H_2C)_2O$ ⟶ R- CH_2- CH_2-CH_2-OH

R- CH_2- CH_2-CH_2-OH + $SOCl_2$ (ou HCl, PCl_3,PCl_5) ⟶ R- CH_2- CH_2-CH_2-Cl

CHAPITRE 6.3.

ALCOOLS ET PHENOLS

EXERCICES

Exercice 1.

Déterminer les produits de chaque réaction chimique énnoncée ci-dessous

A/ Cyclohexane + H_2/Pt ⟶

B/ 3-méthylbutanal + H_2/Pd ⟶

C/ Propanone + $LiAlH_4$ ⟶

Exercice 2.

Proposer une méthode de synthèse chimique des alcools à partir des composés suivants :

A/ $(H_3C)_2{=}CH\text{-}CH_3$

B/ $H_3C\text{-}CH_2\text{-}CH_2\text{-}Br$

C/ $H_3C\text{-}CH_2\text{-}CH_2\text{-}CH_2\text{-}Mg\text{-}Br$ + $H_3C\text{-}CH{=}O$

D/ $H_3C\text{-}CH_2\text{-}CH{=}O$

Exercice 3.

Déterminer les produits des réactionc chimiques suivantes, en détaillant le mécanisme réactionnel de chaque réaction chimique

A/ Tertbutanol + acide propanoique

B/ Propan-2-ol + acide acétique

C/ Pentanol + chlorure d'acide acétique

Exercice 4.

Classer les alcools suivants dans l'ordre de leur acidité croissante, en justifiant votre classement

A/ a. Méthanol b. Ethanol c. Propan-2-ol d. Tertbutanol

B/ a. Cyclohexanol b. 2-chlorocyclohexanol c. 3-chlorocyclohexanol

d. Parachlorocyclohxanol.

Exercice 5.

Déterminer les produits des réactions chimiques suivantes

A/ $H_3C\text{-}CH_2\text{-}CH_2\text{-}CH_2\text{-}OH$ + KCN

B/ $(H_3C)_3C\text{-}OH$ + HCl

C/ $H_3C\text{-}CH_2\text{-}CH_2\text{-}O^- Na^+$ + $H_3C\text{-}Br$

SOLUTIONS

Exercice 1.

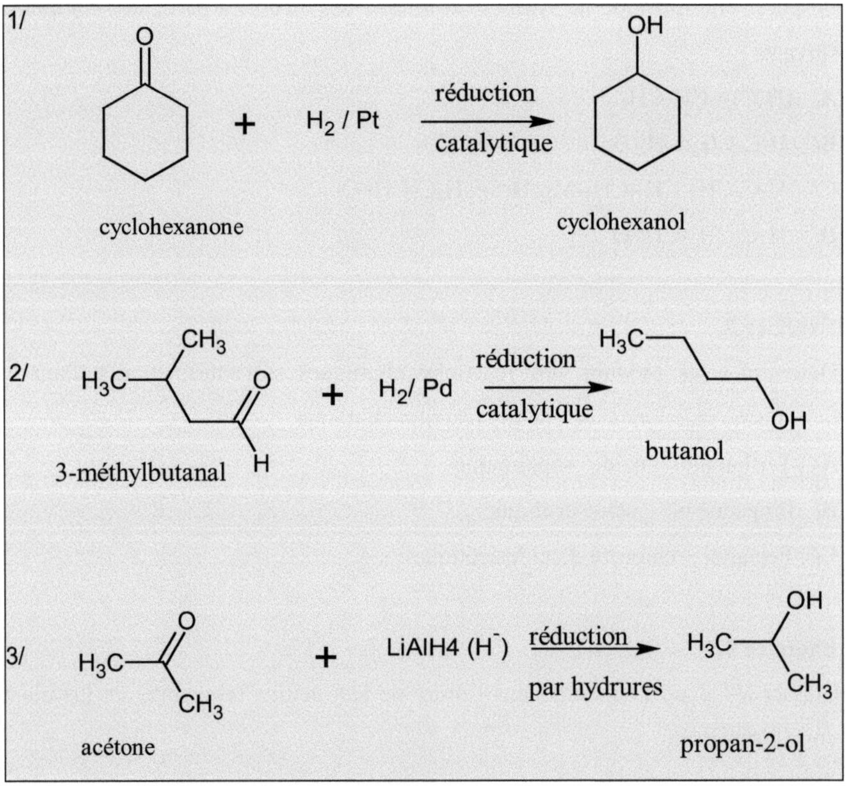

1/ O (cyclohexanone) + H_2 / Pt —réduction catalytique→ OH (cyclohexanol)

cyclohexanone cyclohexanol

2/ CH_3 H_3C O H + H_2/ Pd —réduction catalytique→ H_3C OH

3-méthylbutanal butanol

3/ O H_3C CH_3 + LiAlH4 (H^-) —réduction par hydrures→ OH H_3C CH_3

acétone propan-2-ol

Exercice 2.

A/ Addition **:** hydratation des alcènes (H_2O/H^+) en 2 étapes**,** et orientation de la réaction selon Markownikov.

2-méthylbut-2-ène

2-méthylbutan-2-ol

B/ S.N_2 par action de base forte : NaOH/ H2O, KOH /H2O.

bromure de propyle

propanol

C/ réaction d'un organométallique sur un aldéhyde, donnant un alcool II.

hexan-2-ol

D/ réduction de l'aldéhyde par $LiAlH_4$ (réducteur métallique donnant des hydrures H^-), suivie par hydrolyse en milieu acide fournit un alcool I.

$H_3C\text{-}CH_2\text{-}CHO + H_2/Pt \longrightarrow H_3C\text{-}CH_2\text{-}CH_2OH$ propanol

NB. NaBH4 ou LiAlH4 permet de réduire sélectivement le carbonyle

Exercice 3.

Dans les réactions d'estérification, le mécanisme dépend de la classe de l'alcool R-OH (I, II ou III, La réaction de B et C est la même : alcools I, II, La réaction de A (alcool III) est totalement différente.

A/ estérification avec alcool tertiaire III

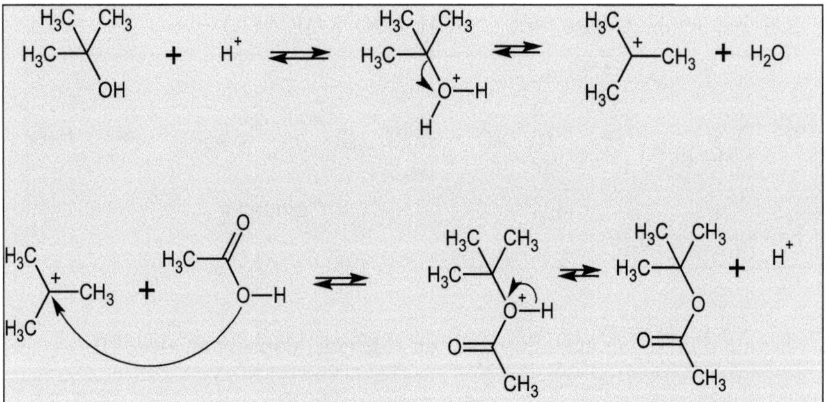

acétate de tertbutyle (D.S)

éthanoate de tertbutyle (D.S)

B/ estérification avec alcool secondaire II

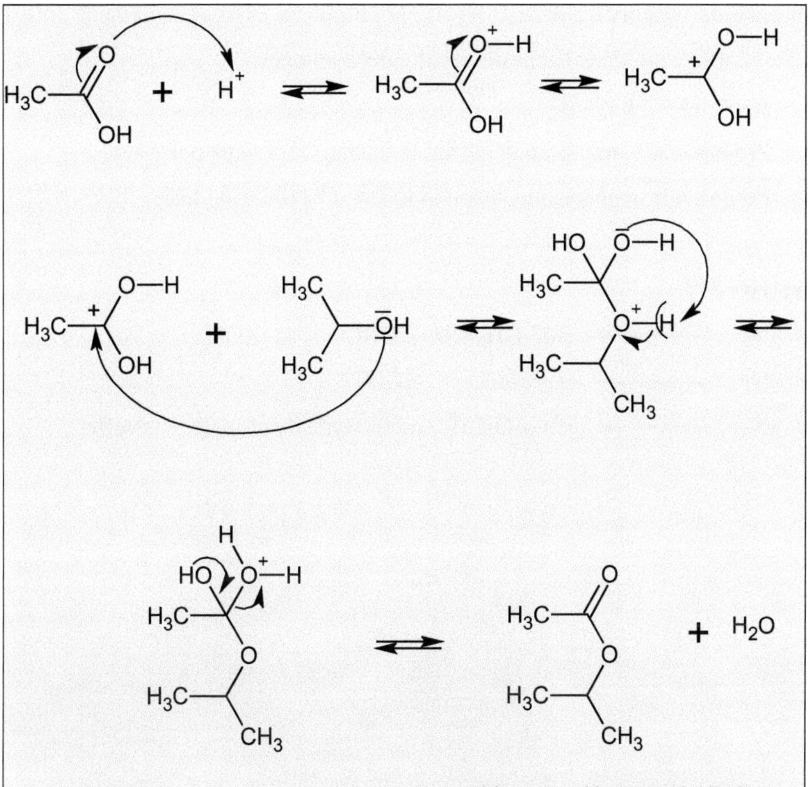

éthanoate d'isopropyle (D.S)

acétate d'isopropyle (D.S)

C/ Voir mécanisme de la réaction B

Exercice 4.

A/ Un effet inductif donneur diminue la polarisation d'une liaison OH.

D < C < B < A

Produit « D » moins acide, ayant la liaison OH moins polarisée.

Produit « A » plus acide, ayant la liaison OH plus polarisée.

B/ Un effet inductif attracteur augmente la polarisation d'une liaison OH. Absence de mésomérie dans le cycle, le chlore va exercer seulement un effet inductif attracteur, dans le cas de ces alcools cycliques.

A < D < C < B

Produit « A » moins acide, ayant la liaison OH moins polarisée.

Produit « B » plus acide, ayant la liaison OH plus polarisée.

Exercice 5.

A/ SN_2 ⟶ $H_3C\text{-}CH_2\text{-}CH_2\text{-}CH_2\text{-}CN$ + KOH

B/ SN_1 ⟶ $(H_3C)_3\text{-}Cl$ + H_2O

C/ SN_2 ⟶ $H_7C_3\text{-}O\text{-}CH_3$ méthoxyde de propyle + NaBr

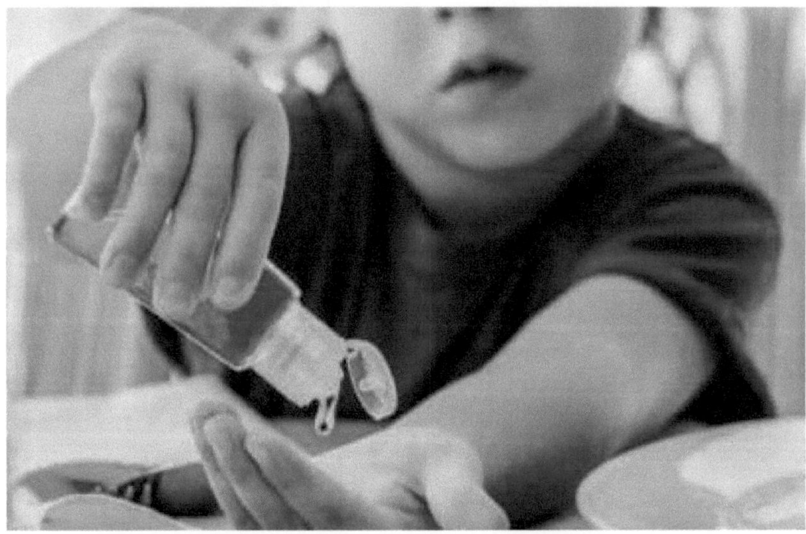

Figure 7. Désinfection par un gel hydro-alcoolique des mains.

CHAPITRE 6.4.

AMINES ET DERIVES

EXERCICES

Exercice 1.

Nommez les composés suivants selon la nomenclature de l'IUPAC.

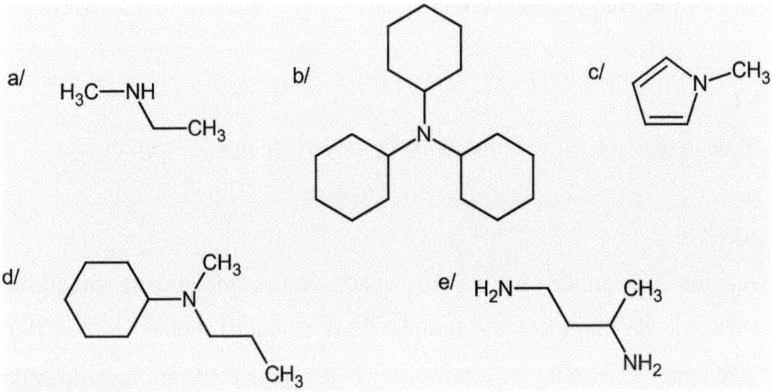

a/ $H_3C-NH-CH_3$ b/ c/ $N-CH_3$

d/ CH_3 N CH_3 e/ H_2N CH_3 NH_2

Exercice 2.

Quel est le produit de la réaction suivante !

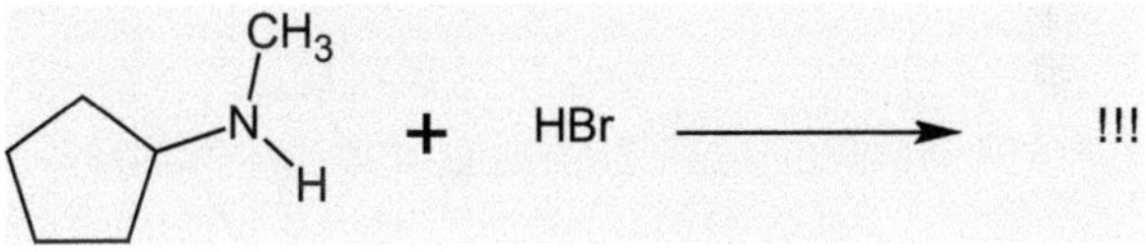

CH_3 N H + HBr ⟶ !!!

Exercice 3.

A/ Quel amide faut-il utiliser pour préparer la N-éthylcyclohexylamine !

B/ Comment épariez-vous la diéthylamine à partir de l'ammoniac et d'un halogénoalcane !

Exercice 4.

Quel composé, dans chacune des séries suivantes, est le plus basique !

A/ $CH_3CH_2NH_2$ ou $CH_3CH_2CONH_2$ **B/** NaOH ou $C_6H_5NH_2$

C/ CH_3NHCH_3 ou $CH_3NHC_6H_5$ **D/** CH_3OCH_3 ou $(CH_3)_3N$

SOLUTIONS

Exercice 1.

A/ N-méthyléthylamine **B/** tricyclohexylamine **C/** N-méthylpyrrole

D/ N-méthyl-N-propylcyclohexylamine **E/** butane-1,3-diamine

Exercice 2.

Le produit de la réaction est le bromure de N-méthylcyclopentylammonium.

Exercice 3.

A/ La réduction d'un amide avec $LiAlH_4$ conduit à une amine dans laquelle le groupe carbonyle de l'amide a été remplacé par un motif méthylène ($-CH_2$), $RCONR_2$ donne RCH_2NR_2. Comme la N-éthylcyclohexylamine possède seulement un méthylène $-CH_2-$ attaché à l'azote (le groupe éthyle), le produit doit provenir de la réduction du N-cyclohexylacétamide.

NH, CH_3, O — 1. $LiAlH_4$ 2. H_2O → NH, CH_3

N-cyclohexylacétamide N-éthylcyclohexylaminde

B/ Examinons le produit de départ NH_3, et le produit de la réaction $(CH_3CH_2)_2NH$ et notons les différences de structure. Comme deux groupes éthyles sont liés à l'atome d'azote, la réaction doit faire intervenir l'ammoniac et deux équivalents d'halogénoéthane.

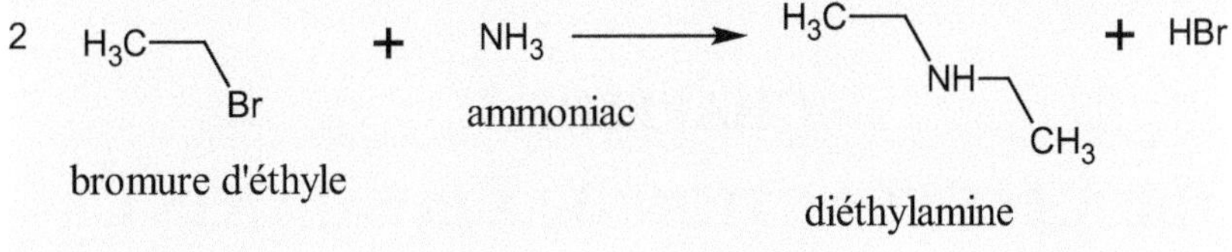

Exercice 4.

Par application de cours des effets électroniques (mésomère et inductif)

- ✓ L'effet inductif donneur, augmente la charge de l'azote, et augmente sa basicité.
- ✓ Un azote impliqué dans un mésomérie, vois son doublet diminuer de nuage, et sa basicité diminue.

De ce fait, les molécules les plus basiques sont :

A/ $CH_3CH_2NH_2$ **B/** NaOH

C/ CH_3NHCH_3 **D/** $(CH_3)_3N$

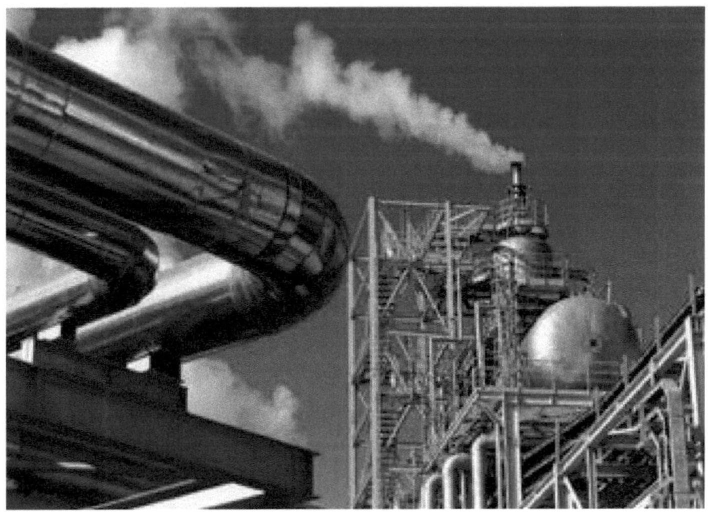

Figure 8. Ammoniac (NH_3) dégagé dans une usine industrielle.

CHAPITRE 7.

GROUPES FONCTIONNELS BIVALENTS ET TRIVALENTS

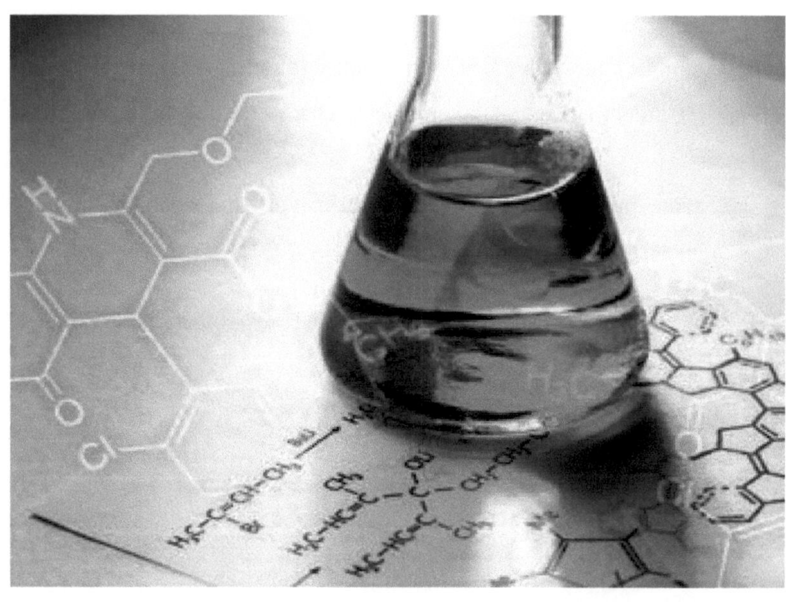

CHAPITRE 7.1.

ALDEHYDES ET CETONES

EXERCICES

Exercice 1.

Donner la nature des réactifs chimiques nécessaires à la transformation suivante (Synthèse de médicaments benzodiazépines).

Exercice 2.

Quel est le produit principal formé dans chacune des réactions suivantes

A/ Cyclopentanone + CH_3CH_2MgBr, puis H_2O.

B/ C_6H_5-COCl + H_2/Pd.

C/ 2,2-diméthylpropanal chauffé avec NaOH concentré.

D/ 2-méthylbutanal + $LiAlH_4$, puis H_2O.

E/ Butanal en milieu basique.

SOLUTIONS

Exercice 1.

Amination réductrice de cétones en 2 étapes

1ere étape : milieu H+, élemination d'H_2O et formation de l'imine.

2ème étape : réduction catalytique de l'imine par H_2/Ni

H⁺ ; $-H_2O$; H_2 / Ni réduction catalytique

benzodiazépine

Exercice 2.

A/

ethylcyclopentanol

B/

chlorure d'acide benzoique + H_2 / Pd → réduction catalytique → benzaldéhyde

C/ Réaction de Cannizaro : fournit un alcool I^{aire} + carboxylate (voir mécanisme ds cours)

$(H_3C)_3C\text{-}CHO$ + NaOH conc (T°) ⟶ $(H_3C)_3C\text{-}CH_2OH$ + $(H_3C)_3C\text{-}COO^- Na^+$

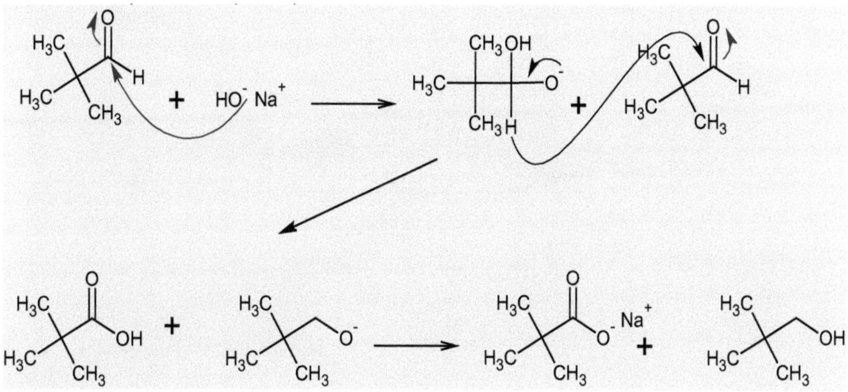

D/ Réduction par un hydrure H^-

$H_3C\text{-}CH_2\text{-}CHCH_3\text{-}CHO$ + $LiAlH_4$ (H^-) /H_2O ⟶ $H_3C\text{-}CH_2\text{-}CHCH_3\text{-}CH_2\text{-}OH$ alcool I^{aire}

E/ Réaction d'aldolisation : Synthèse chimique d'aldol.

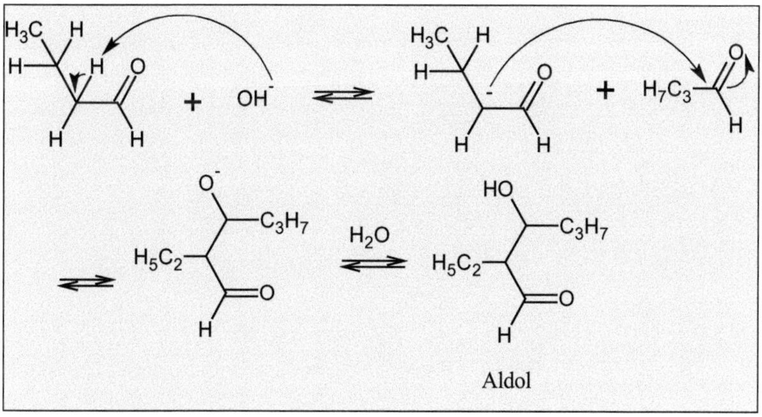

Aldol

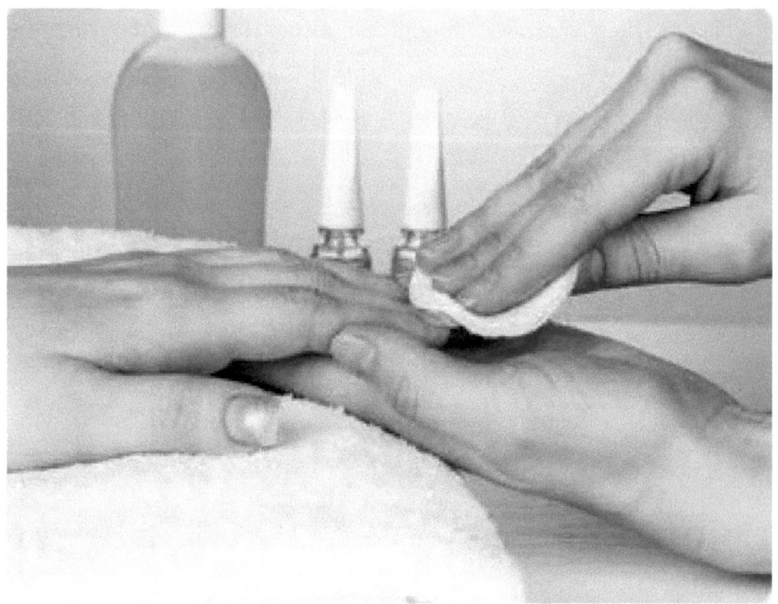

Figure 9. Nettoyage de vernis à angles par un dissolvant à base de cétone.

CHAPITRE 7.2.
ACIDE CARBOXYLIQUE ET DERIVES

EXERCICES

Exercice 1.

Quel est le produit principal formé dans les réactions suivantes :

A/ CH_3-COOH + Et_3N

B/ CH_3CH_2COOH + $LiAlH_4$ puis H_2O

C/ $PhCH_2COOH$ + $SOCl_2$

Exercice 2.

Quel est le produit principal formé dans les réactions suivantes

A/ CH_3COOH + H_3COH + catalyse acide

B/ CH_3-CO-Cl + CH_3MgBr puis H_2O

C/ CH_3COCl + $CH_3CH_2NH_2$

Exercice 3.

Quel est le produit principal formé dans les réactions suivantes :

A/ $CH_3COOCOCH_3$ + CH_3CH_2OH

B/ CH_3CH_2CN + H_2O

C/ $CH_3COOCH_2CH_3$ + NaOH,H_2O

D/ $CH_3CH_2COOCH_3$ + $LiAlH_4$ puis H_2O.

SOLUTIONS

Exercice 1.

A/ CH_3-COOH + Et_3N / H+ ⟶ $(C2H5)_3NH^+$ + H_3C-COO^-

B/ CH_3CH_2COOH + $LiAlH_4$ puis H_2O ⟶ H_3C-CH_2-CH_2-OH propanol (réduction par hydrure H^-)

C/ $PhCH_2COOH$ + $SOCl_2$ ⟶ $PhCH_2COCl$ chlorure d'acide (SN)

Exercice 2.

A/ CH_3COOH + H_3C-OH + catalyse acide ⟶ H_3C-COO-CH_3 éthanoate de méthyle

B/ CH_3-CO-Cl + CH_3MgBr puis H_2O ⟶ H_3C-CO-CH_3 ⟶ $(CH_3)_3C$-OH tertbutanol

C/ CH_3COCl + $CH_3CH_2NH_2$ ⟶ H_3C-CONH-C_2H_5 amide II + HCl

Exercice 3.

A/ $CH_3COOCOCH_3$ + CH_3CH_2OH ⟶ H_3C-COO-C_2H_5 + H_3C-COOH

B/ CH_3CH_2CN + H_2O ⟶ H_3C-CH_2-COOH acide propanoique

C/ $CH_3COOCH_2CH_3$ + NaOH,H_2O ⟶ H_3C-COOH + C_2H_5-OH

D/ $CH_3CH_2COOCH_3$ + $LiAlH_4$ puis H_2O ⟶ H_3C-CH_2-CH_2-OH + H_3C-OH

DEUXIEME PARTIE :

QUESTIONS A CHOIX MULTIPLES

QCM

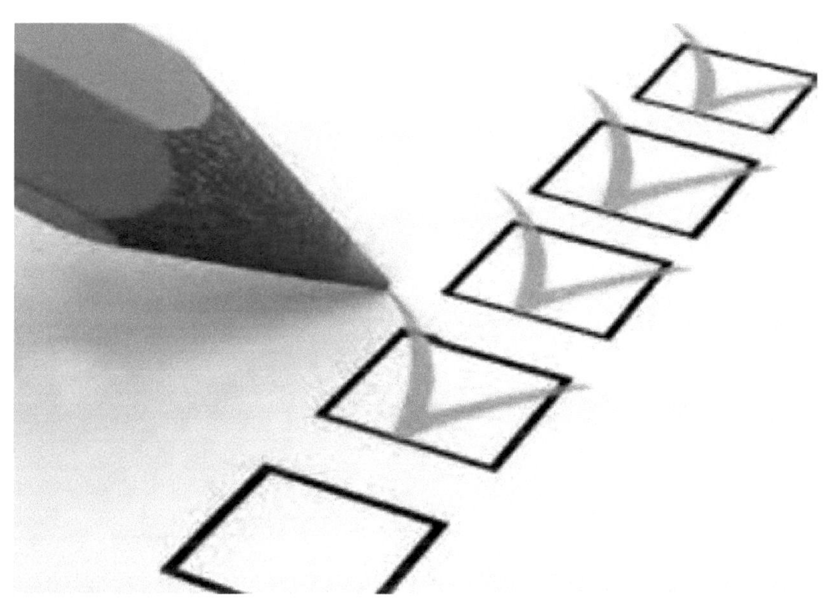

CHAPITRE 8 :

QCM SUR LA NOMENCLATURE

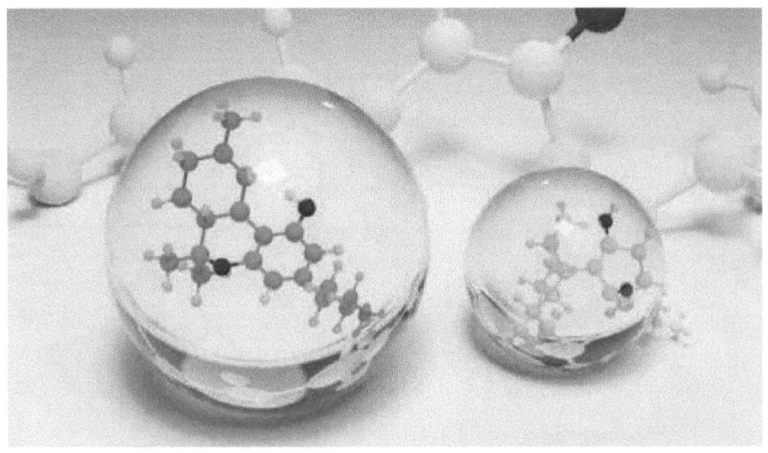

QCM 1. Soit la molécule ci-contre

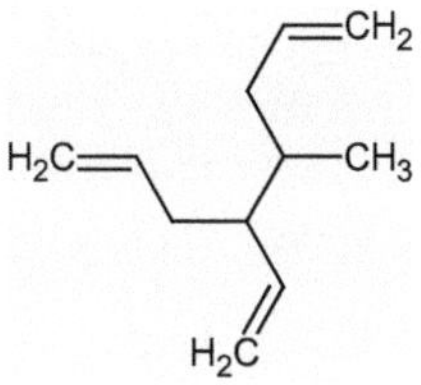

a. Le nom chimique selon l'IUPAC est 4-éthyl-5-métylocta-1,7-diène

b. Le nom chimique selon l'IUPAC est 4-éthényl-5-métylnona-1,7-diène

c. Le nom chimique selon l'IUPAC est 4-éthényl-5-métylocta-1,7-diène

d. Le nom chimique selon l'IUPAC est 5-métyl-4-éthényl-octa-1,7-diène

QCM 2. Soit la molécule ci-contre

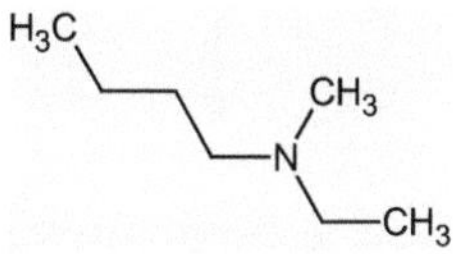

a. Le nom chimique selon l'IUPAC est N-éthyl-N-methylbutan-1-amine

b. Le nom chimique selon l'IUPAC est butylethylmethylamine

c. Le nom chimique selon l'IUPAC est heptanamine

d. Le nom chimique selon l'IUPAC est triéthylamine

QCM 3. Soit la molécule ci-contre

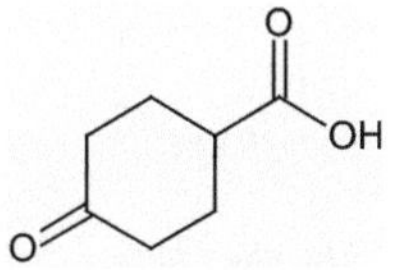

a. Le nom chimique selon l'IUPAC est Acide 4-oxocyclohexanoique

b. Le nom chimique selon l'IUPAC est Acide 4-oxocycloheptanoique

c. Le nom chimique est Acide 4-hydroxycyclohexanecarboxylique

d. Le nom chimique est Acide 4-oxocyclohexanecarboxylique

QCM 4. Soit la molécule ci-contre

a. Le nom chimique selon l'IUPAC est Acide 5-cyano-2-furanal

b. Le nom chimique selon l'IUPAC est Acide 5-cyano-2-furanoique

c. Le nom chimique selon l'IUPAC est Acide 5-nitrilo-2-furanoique

d. Le nom chimique selon l'IUPAC est Acide 5-cyano-1-furanoique

QCM 5. Soit la molécule ci-contre

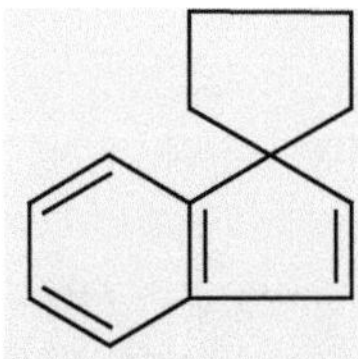

a. Le nom chimique selon l'IUPAC est spiro[cyclopentane-1,1'-indene]

b. Le nom chimique selon l'IUPAC est bicyclo[cyclopentane-1,1'-indene]

c. Le nom chimique selon l'IUPAC est spiro[indene-1,1'-cyclopentane]

d. Le nom chimique selon l'IUPAC est spiro[pentane-1,1'-indene]

QCM 6. Soit la molécule ci-contre

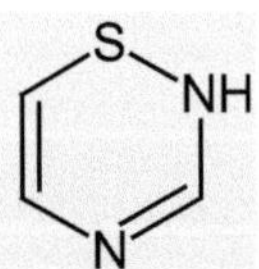

a. Le nom chimique selon l'IUPAC est 2*H*-1,2,4-azathiazine

b. Le nom chimique selon l'IUPAC est 2*H*-1,2,4-thiazine

c. Le nom chimique selon l'IUPAC est 2*H*-1,2,4-thiadiazine

d. Le nom chimique selon l'IUPAC est 2*H*-1,2,4-dithiazine

QCM 7. Soit la molécule ci-contre

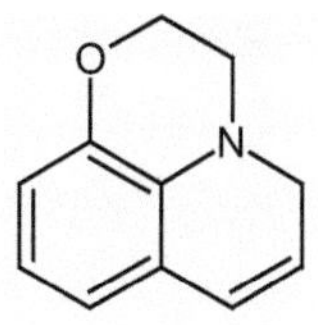

a. Le nom chimique selon l'IUPAC est pyridine[1,2,2-*ae*][1,4] benzoxazine

b. Le nom chimique selon l'IUPAC est pyrido[1,2,3-*de*][1,4] benzoxazine

c. Le nom chimique selon l'IUPAC est pyrido[1,2,5-*ab*][1,4] benzoxazine

d. Le nom chimique selon l'IUPAC est pyrido[1,2,4-*ac*][1,4] benzoxazine

QCM 8. Soit la molécule ci-contre

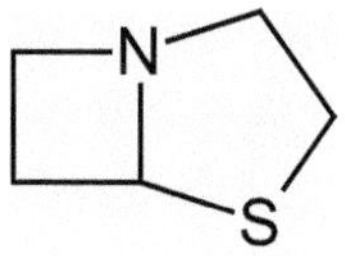

a. Le nom chimique selon l'IUPAC est 4-thia-1-azaspiro[3.2.0]heptane

b. Le nom chimique selon l'IUPAC est 4-aza-1-thiabicyclo[3.2.0]heptane

c. Le nom chimique selon l'IUPAC est 4-thia-1-azabicyclo[3.2.0]heptane

d. Le nom chimique selon l'IUPAC est 4-thia-1-azabicyclo[3.0.2]heptane

QCM 9. Soit la molécule ci-contre

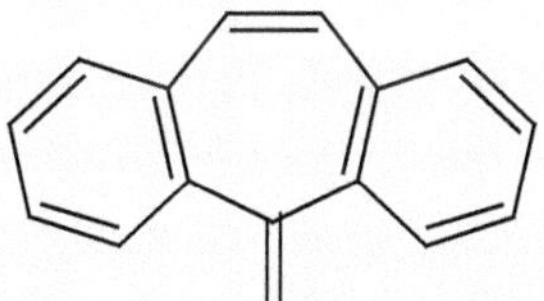

a. Le nom chimique selon l'IUPAC est 5H-dibenzo[a,d]cycloheptén-5-ylidène

b. Le nom chimique selon l'IUPAC est 3H-benzo[a,b]cycloheptén-2-ylidène

c. Le nom chimique selon l'IUPAC est 2H-dibenzo[a,d]cycloheptén-3-ylidène

d. Le nom chimique selon l'IUPAC est 10H-dibenzo[a,c]cycloheptén-4-ylidène

QCM 10. Soit la molécule ci-contre

a. Le nom chimique selon l'IUPAC est 3-chlorohexane

b. Le nom chimique selon l'IUPAC est 3-bromohexane

c. Le nom chimique selon l'IUPAC est 2-chloroheptane

d. Le nom chimique selon l'IUPAC est 2-chlorohexane

QCM 11. Soit la molécule ci-contre

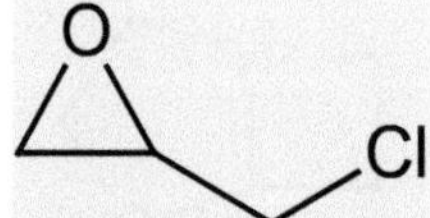

a. Le nom chimique selon l'IUPAC est 1-chloro-2,3-époxypropane

b. Le nom chimique selon l'IUPAC est 3-chloro-1,2-époxypropane

c. Le nom chimique selon l'IUPAC est 2-chloro-1,3-époxypropane

d. Le nom chimique selon l'IUPAC est 1-chloro-2,3-époxybutane

QCM 12. Soit la molécule ci-contre

a. Le nom chimique selon l'IUPAC est le butanone oxyde de l'éthyle

b. Le nom chimique selon l'IUPAC est l'éthanoate de butyle

c. Le nom chimique selon l'IUPAC est le butanoate de l'éthyle.

d. Le nom chimique selon l'IUPAC est l'acide butanoique.

QCM 13. . Soit la molécule ci-contre

a. Le nom chimique selon l'IUPAC est cyclohexanaldéhyde

b. Le nom chimique selon l'IUPAC est cyclohexane carbaldéhyde.

c. Le nom chimique selon l'IUPAC est cyclohexanal

d. Le nom chimique selon l'IUPAC est hexane carbaldéhyde.

QCM 14. Soit la molécule ci-contre

HO

O

HO

OH

O O

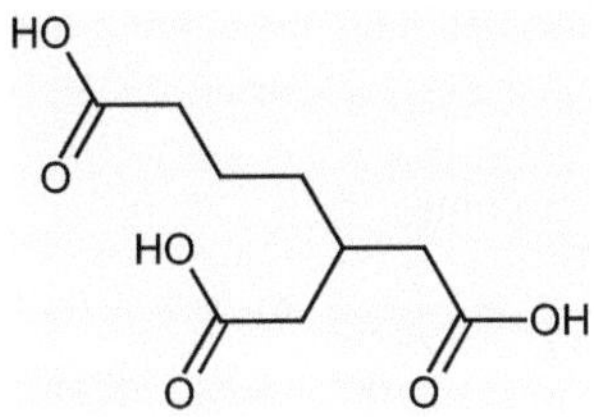

a. Le nom chimique est acide octanetrioique

b. Le nom chimique est triacide heptanoique

c. Le nom chimique est acide 3-(carboxyméthyl)heptanedioique.

d. Le nom chimique est diacide 3-carboxyheptanoique

QCM 15. Soit la molécule ci-contre

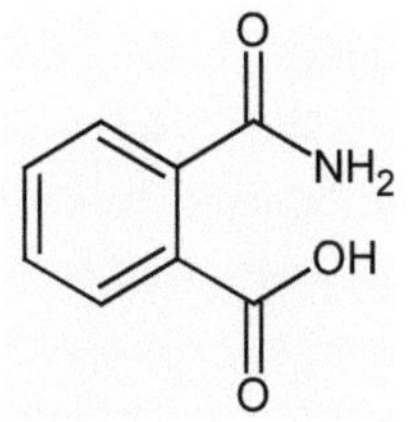

O

NH_2

OH

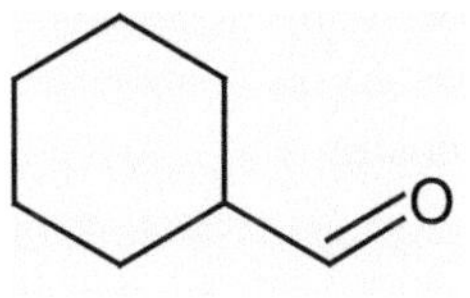

O

a. Le nom chimique selon l'IUPAC est acide 2-aminobenzoique

b. Le nom chimique selon l'IUPAC est acide paracarbamoylbenzoique

c. Le nom chimique selon l'IUPAC est acide 2-carbamoylhexaneoique

d. Le nom chimique selon l'IUPAC est acide 2-carbamoylbenzoique.

QCM 16. Soit la molécule ci-contre

a. Le nom chimique selon l'IUPAC est acide 4-acétamidobenzoique
b. Le nom chimique selon l'IUPAC est acide p-acétamidobenzoique
c. Le nom chimique selon l'IUPAC est acide 4-amidobenzoique
d. Le nom chimique selon l'IUPAC est acide 2-acétamidobenzoique

QCM 17. Soit la molécule ci-contre

a. Le nom chimique selon l'IUPAC est benzopyrrol-2-amine
b. Le nom chimique selon l'IUPAC est benzothiofène-2-amine
c. Le nom chimique selon l'IUPAC est benzofuran-2-amine
d. Le nom chimique selon l'IUPAC est benzofura-2-ylamine

QCM 18. Soit la molécule ci-contre

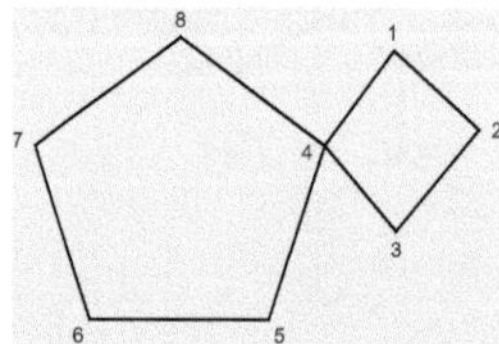

a. Le nom chimique selon l'IUPAC est spiro[4.3]octane
b. Le nom chimique selon l'IUPAC est spiro[4.4]octane

c. Le nom chimique selon l'IUPAC est spiro[3.4]octane

d. Le nom chimique selon l'IUPAC est spiro[3.4]heptane

QCM 19. Soit la molécule ci-contre

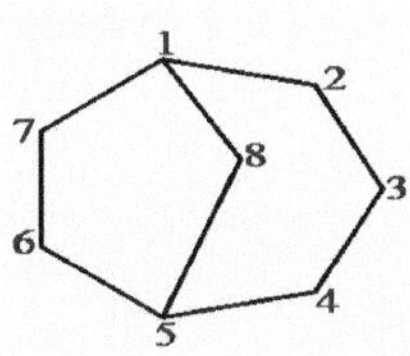

a. Le nom chimique selon l'IUPAC est bicyclo[2.2.2]octane

b. Le nom chimique selon l'IUPAC est bicyclo[3.2.1]octane

c. Le nom chimique selon l'IUPAC est bicyclo[1.2.3]octane

d. Le nom chimique selon l'IUPAC est bicyclo[3.2.1]heptane

QCM 20. Soit la molécule ci-contre

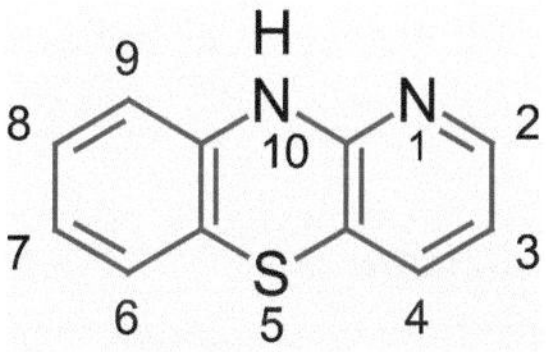

a. Le nom chimique selon l'IUPAC est 10H-phénothiazine

b. Le nom chimique selon l'IUPAC est 1-aza-5H-phénothiazine

c. Le nom chimique selon l'IUPAC est 1-aza-10H-phénothiazine

d. Le nom chimique selon l'IUPAC est 1-thia-10H-phénothiazine

QCM 21. Soit la molécule décrite ci-dessous.

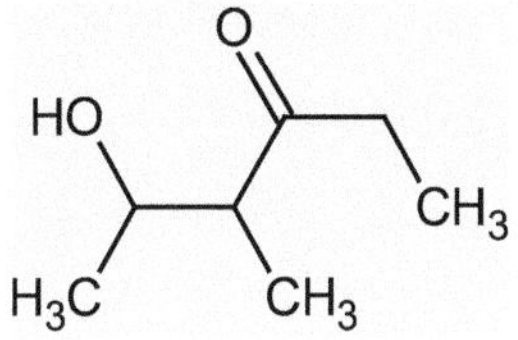

a. La fonction organique cétone est prioritaire que la fonction alcool.

b. La fonction organique alcool est prioritaire que la fonction cétone.

c. Sa dénomination chimique est le 5-hydroxy-4-méthylhexan-3-one.

d. Sa dénomination chimique est le 2-hydroxy-4-méthylhexan-4-one.

e. Sa dénomination chimique est le 5-hydroxy-2-méthylhexan-2-one.

QCM 22. Soit la molécule suivante

a. sa nomenclature selon l'IUPAC est acide butanoique

b. sa nomenclature selon l'IUPAC est butanoite d'éthyle

c. sa nomenclature selon l'IUPAC est hexanoite de méthyle

d. sa nomenclature selon l'IUPAC est propanoate d'éthyle

e. sa nomenclature selon l'IUPAC est acide hexanoique.

QCM 23. Soit la molécule ci-contre

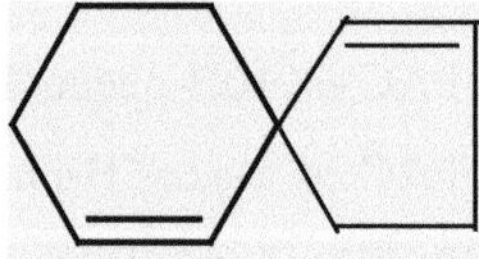

a. Sa dénomination chimique est la spiro [4,5] déca-1,3-diène

b. Sa dénomination chimique est la spiro [4,5] déca-1,6-diène

c. Sa dénomination chimique est la spiro [5,5] déca-1,6-diène

d. Un hydrocarbure polycyclique spirannique

e. Un hydrocarbure polycyclique ponté.

QCM 24. Soit le composé ci-après, sa nomenclature selon l'IUPAC est :

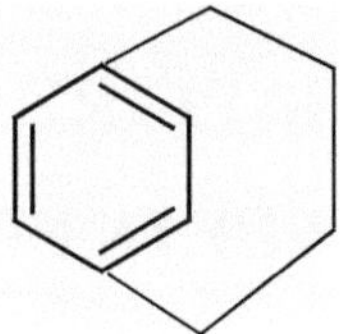

a. tricyclo[4.2.2] déca-1(9),7,10-triène.
b. cyclo[4.2.2] déca-1(9),7,10-triène.
c. bicyclo[4.2.2] déca-1,7,10-triène.
d. bicyclo[4.2.2] déca-1,7-diène.
e. bicyclo[4.2.2] déca-1(9),7,10-triène.

QCM 25. Dénomination chimique de motif indiqué ci-dessous selon l'IUPAC.

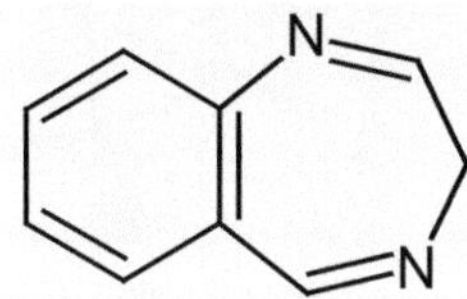

a. Un système ponté entre le benzène et la diazépine.
b. Un système spirannique entre le benzène et la diazépine.
c. Un système condensé entre le benzène et la diazépine.
d. Son dénomination chimique est la 3H-1,5-benzodiazépine.
e. Son dénomination chimique est la 3H-1,4-benzodiazépine.

- **Les solutions des QCM se trouvent sur la page 158.**

CHAPITRE 9 :

QCM SUR LES EFFETS ELECTRONIQUES

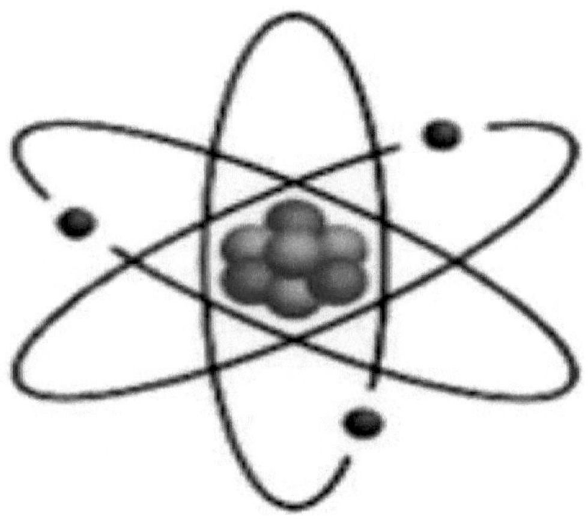

QCM 26. Effets électroniques

a. groupe tertiobutyle exerce l'effet inductif donneur plus fort qu'à l'isopropyle

b. groupe tertiobutyle exerce l'effet inductif donneur plus fort qu'au méthyle

c. groupe isopropyle exerce l'effet inductif donneur plus fort qu'au tertbutyle

d. groupe méthyle exerce l'effet inductif donneur plus fort qu'au tertiobutyle

QCM 27. Effets électroniques

a. bifluorométhyle exerce un effet inductif attracteur plus fort que le trifluorométhyle

b. monofluorométhyle exerce un effet inductif attracteur plus fort que le bifluorométhyle

c. trifluorométhyle exerce un effet inductif attracteur plus fort que le bifluorométhyle

d. trifluorométhyle exerce un effet inductif attracteur plus fort que le monofluorométhyl

QCM 28. Effets électroniques

a. bichlorométhyle exerce un effet inductif attracteur plus fort que le trichloroométhyle

b. trichlorométhyle exerce un effet inductif attracteur plus fort que le bichlorométhyle

c. monochlorométhyle exerce un effet inductif attracteur plus fort que le bichlorométhyle

d. trichlorométhyle exerce un effet inductif attracteur plus fort que le monochlorométhyle

QCM 29. Effets électroniques

a. groupes à effet mésomère électrodonneur *+M* exercent un effet inducteur électroattracteur *–I* , l'effet inducteur *–I prime sur l'effet mésomère +M.*

b. groupes à effet mésomère électrodonneur $+M$ exercent un effet inducteur électroattracteur $-I$, l'effet mésomère $+M$ prime sur l'effet inducteur $-I$.

c. groupes à effet électroattracteur $-M$ ont un effet $-I$. les deux effets se superposent.

d. groupes à effet électroattracteur $-M$ ont aussi un effet $-I$, L'effet –I est le plus fort.

QCM 30. Effets électroniques

a. L'acide chloroacétique est plus acide que l'acide fluoroacétique

b. L'acide iodo-acétique est plus acide que l'acide bromoacétique

c. L'acide iodo-acétique est plus acide que l'acide fluoroacétique

d. L'acide fluoroacétique est plus acide que l'acide chloroacétique

e. L'acide bromoacétique est plus acide que l'acide iodo-acétique

QCM 31. Effets électroniques

a. L'acide trichloroacétique est plus acide que l'acide dichloroacétique
b. L'acide dichloroacétique est plus acide que l'acide monochloroacétique.
c. L'acide dichloroacétique est plus acide que l'acide trichloroacétique
d. L'acide monochloroacétique est plus acide que l'acide dichloroacétique.
e. L'effet inductif attracteur du chlore diminue la polarisation de liaison hydroxyle OH.

QCM 32. Effets électroniques

a. L'acide dibromoacétique est plus acide que l'acide tribromoacétique
b. L'acide tribromoacétique est plus acide que l'acide dibromoacétique
c. L'acide monobromoacétique est plus acide que l'acide dibromoacétique.
d. L'effet inductif attracteur du brome diminue la polarisation de liaison hydroxyle OH.
e. L'acide dibromoacétique est plus acide que l'acide monobromoacétique.

QCM 33. Soit la molécule de l'Acide 2-nitrobenzoique

a. L'effet mésomère attracteur du groupement nitro NO_2 diminue l'acidité.
b. L'effet mésomère donneur du groupement nitro NO_2 augmente l'acidité.
c. L'effet mésomère attracteur du groupement nitro NO_2 augmente l'acidité.
d. L'effet mésomère donneur du groupement nitro NO_2 diminue de l'acidité.
e. L'effet inductif donneur du groupement nitro NO_2 diminue de l'acidité.

QCM 34. Soit la molécule de l'Acide 2-chlorobutanoique

a. Elle est moins acide que l'acide butanoique
b. Elle est moins acide que l'acide 3-chlorobutanoique
c. Elle est moins acide que l'acide 4-chlorobutanoique
d. Elle est plus acide que l'acide 3-chlorobutanoique
e. Elle est plus acide que l'acide 4-chlorobutanoique

QCM 35. Compétition des effets électroniques

a. Les groupes à effet mésomère électrodonneur $+M$ exercent un effet inducteur électroattracteur $-I$, l'effet mésomère $+M$ prime sur l'effet inducteur $-I$.
b. Les groupes à effet électroattracteur $-M$ ont aussi un effet $-I$, l'effet mésomère est plus puissant que l'effet inducteur.
c. Les groupes à effet mésomère électrodonneur $+M$ exercent un effet inducteur électroattracteur $-I$, l'effet inductif -I prime sur l'effet mésomère +M.
d. Les groupes à effet électroattracteur $-M$ ont aussi un effet $-I$, l'effet inductif est plus puissant que l'effet mésomère.

- **Les solutions QCM se trouvent sur la page 159.**

CHAPITRE 10 :
QCM SUR LA STEREOISOMERIE

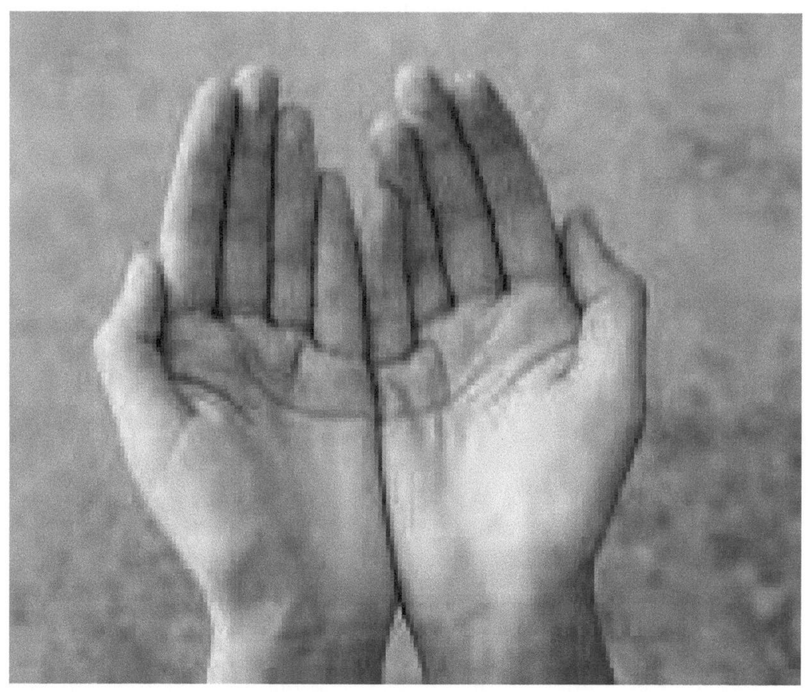

QCM 36. Parmi les objets suivants, lesquels sont chiraux !

a. Un chaussure

b. main.

c. une pièce de monnaie

d. Une oreille

e. chaussette.

QCM 37. Ibuprofène est un antalgique très utilisé, sa structure est ci-dessous

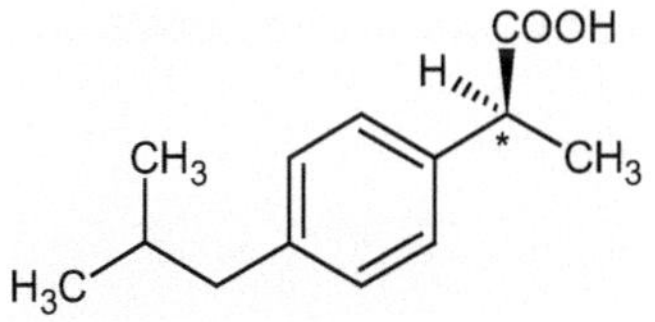

a. Sa Stéréochimie est la (2R)-Ibuprofène

b. Sa Stéréochimie est la (1R, 2R)-Ibuprofène

c. Sa Stéréochimie est la (2S)-Ibuprofène

d. Son énantiomère est le (2R)-Ibuprofène

e. Le mélange racémique contient 50% de (2S)-Ibuprofène et 50% de (2R)-Ibupropfène.

QCM 38. Soit l'Adrénaline présenté ci-dessous

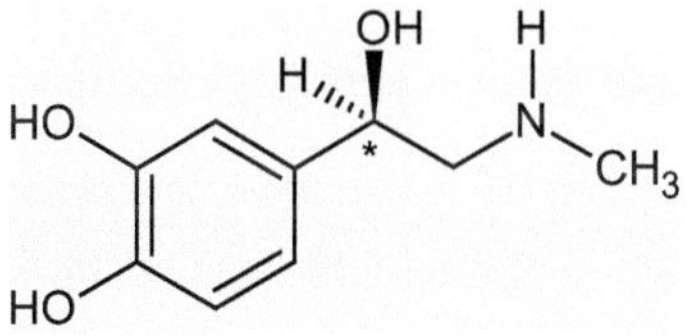

a. Est le 4-[(1R)-1-hydroxy-2-(méthylamino)éthyl] benzène-1,2-diol (D.S).

b. Est 4-[(1S)-1-hydroxy-2-(méthylamino)éthyl] benzène-1,2-diol (D.S).

c. Est 4-[(1R, 2S)-1-hydroxy-2-(méthylamino)éthyl] benzène-1,2-diol (D.S).

d. Son énantiomère est 4-[(1S)-1-hydroxy-2-(méthylamino)éthyl] benzène-1,2-diol.

e. Son énantiomère est 4-[(1R)-1-hydroxy-2-(méthylamino)éthyl] benzène-1,2-diol.

QCM 39. Une substance chirale

a. Une substance qui possède un carbone symétrique
b. Une substance qui n'a ni centre, ni plan de symétrie.
c. Une substance qui contient un seul stéréocentre (carbone asymétrique).
d. Une substance qui possède une seule configuration stéréoisomérique
e. Une substance qui ne possède pas un carbone asymétrique

QCM 40. Mélange racémique

a. Mélange à 80% de lévogyre et 20 % de dextrogyre.
b. Mélange à 50% de lévogyre et 50 % de dextrogyre
c. Mélange à 20% de lévogyre et 80 % de dextrogyre.
d. N'a pas d'activité sur la lumière polarisée, par compensation externe des activités optiques des énantiomères qui le composent.
e. Mélange à 90% de lévogyre et 10 % de dextrogyre.

QCM 41. Le produit chimique Lévogyre

a. Une substance énantiomère ou optiquement active.
b. Une substance qui dévie la lumière polarisée dans le sens gauche.
c. Une substance qui dévie la lumière polarisée dans le sens droit.
d. Une substance qui dévie la lumière polarisée dans le sens droit et gauche.
e. Une substance qui dévie la lumière polarisée dans le sens droit puis vers la gauche.

QCM 42. Les isomères planaires

a. sont des Composés à formule brutes différentes, atomes aux nombre différents.

b.ont mêmes formules développées planes avec un réarrangement identiques.

c. sont des composés à même formule brute, mêmes atomes aux nombre égal.

d.ont formules développées planes différentes avec un réarrangement différent.

QCM 43. Isomérie planaire, soit la molécule ci-dessous

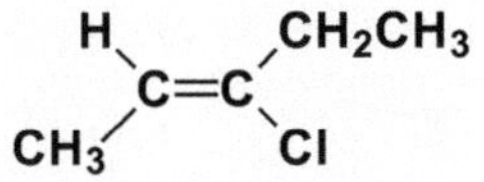

$$\begin{array}{ccc} H & & CH_2CH_3 \\ & C=C & \\ CH_3 & & Cl \end{array}$$

a. C'est la (*Z*)-3-chloropent-2-ène

b. C'est la (*E*)-3-chloropent-2-ène

c. C'est l'isomère géométrique de la (*Z*)-3-chloropent-2-ène

d. C'est l'isomère géométrique de la (*E*)-3-chloropent-2-ène

QCM 44. Les composés conformères.

a. Le passage d'une conformation à une autre se fait par simple rotation autour d'une liaison double.
b. Le passage d'une conformation à une autre se fait par cassure autour d'une liaison simple
c. Le passage d'une conformation à une autre se fait par simple rotation autour d'une liaison simple.
d. Ce passage nécessite une grande barrière énergétique en KJ et se fait lentement.
e. Ce passage rapide ne nécessite que quelques KJ à température ambiante.

QCM 45. Les énantiomères

a. Deux stéréo-isomères qui sont l'image l'un de l'autre dans un miroir plan.
b. Deux stéréo-isomères superposables.

c. Deux stéréo-isomères antipodes optiques.
d. Leurs solutions font tourner le plan de polarisation de la lumière polarisée, d'un angle $\alpha°$ de valeur absolue égale mais de signes opposés.
e. Les énantiomères ont des propriétés chimiques différentes.

QCM 46. Soit la molécule ci-après, sa configuration est

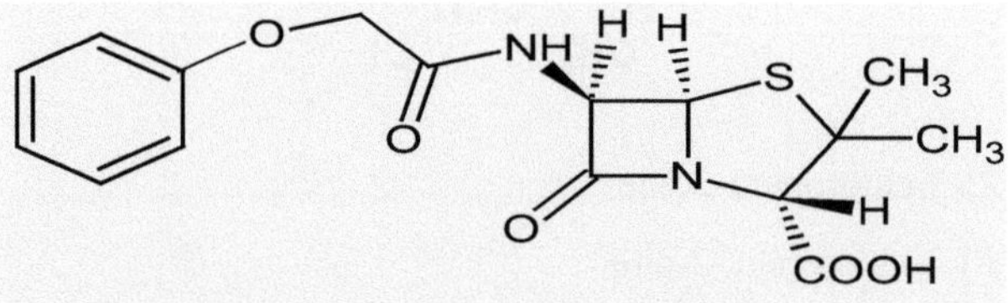

Pénicilline V (Antibiotique)

a. 2S,5S,6S
b. 2S,5S, 6R
c. 2R, 5R, 6S
d. 2R, 5S, 6R
e. 2S, 5R, 6R

QCM 47. Soit la molécule ci-après, le nombre de stéréo-isomères total est

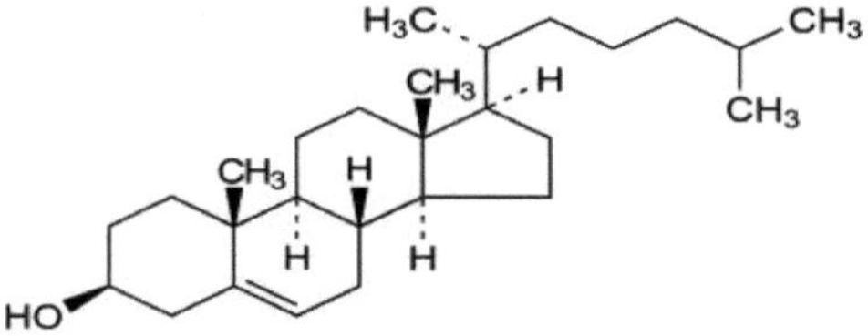

a. 128 stéréo-isomères
b. 256 stéréo-isomères
c. 265 stéréo-isomères

d. 625 stéréo-isomères

e. 652 stéréo-isomères.

QCM 48. Soit la molécule ci-après, sa configuration est

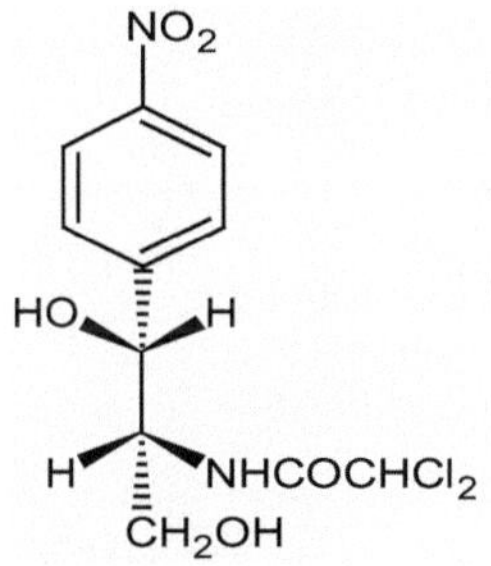

Chloramphénicol (D.C.I)

a. (R, S)-Chloramphénicol.

b. (S, S)-Chloramphénicol.

c. (R, R)-Chloramphénicol.

d. (R)-Chloramphénicol.

e. (S)-Chloramphénicol.

QCM 49. Isomérie planaire, soit la molécule ci-dessous

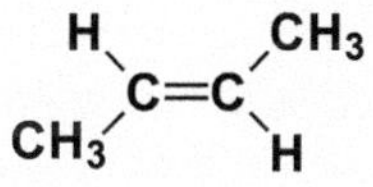

a. Est la cis-but-2-ène

b. Est l'isomère géométrique de trans-but-2-ène

c. Est la trans-but-2-ène

d. Est l'isomère géométrique de cis-but-2-ène

QCM 50. Isomérie planaire, soit la molécule ci-dessous

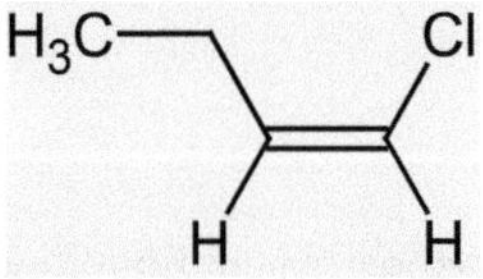

$$H_3C-CH_2-CH=CHCl$$

a. C'est la cis-1-chlorobutène

b. C'est l'isomère géométrique de trans-1-chlorobutène

c. C'est la cis-1-chlorobutène

d. C'est l'isomère géométrique de trans--1-chlorobutène

- **Les solutions des QCM se trouvent sur la page 160.**

CHAPITRE 11 :

QCM SUR LE MECANISME REACTIONNEL

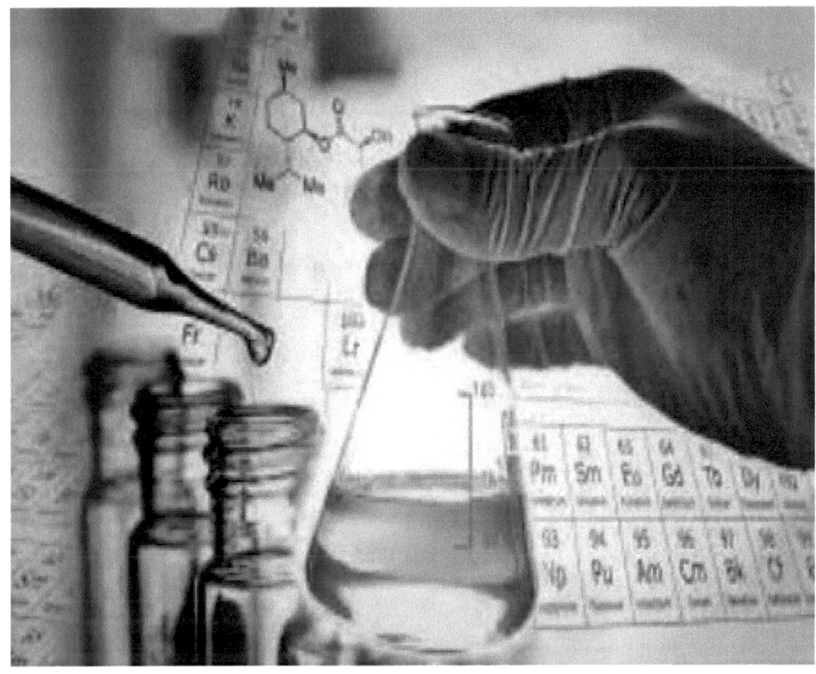

QCM 51. La substitution nucléophile 1 (SN1)

a. une réaction qui se fait en une seule étape
b. SN_1 est une réaction favorisée sur les carbones tertiaires (III)
c. La SN_1 est une réaction favorisée sur les carbones primaires (I)
d. La SN_1 est une réaction qui conduit à l'obtention d'un mélange racémique
e. Sa vitesse dépend de la concentration du substrat et du nucléophile.

QCM 52. La substitution nucléophile 2 (SN_2)

a. une réaction qui se fait en 2 étapes
b. La SN_2 est une réaction favorisée sur les carbones tertiaires (III)
c. La SN_2 est une réaction favorisée sur les carbones primaires (I)
d. Sa vitesse dépend seulement de la concentration du substrat
e. La SN_2 est une réaction qui conduit à une inversion de configuration

QCM 53. Elimination mono-moléculaire E1

a. une réaction favorisée par une base faible diluée peu nucléophile
b. une réaction favorisée par une base forte concentrée
c. une réaction non stéréospécifique donnant Z et E.
d. une réaction stéréospécifique donnant Z ou E.
e. une réaction régiosélective donnant l'alcène le plus substitué.

QCM 54. Elimination bi-moléculaire E2

a. une réaction favorisée par une base faible diluée.
b. Une réaction favorisée par une base forte concentrée.
c. une réaction non stéréospécifique donnant Z et E.
d. une réaction stéréospécifique donnant Z ou E.
e. une réaction favorisée sur un substrat de classe élevée (III> II).

QCM 55. Substitution électrophile aromatique $S.E_{Ar}$ sur benzène.

a. Le benzène a un caractère nucléophile, attaqué par les réactifs à caractère électrophile
b. Le benzène a un caractère électrophile, attaqué par les réactifs à caractère nucléophile
c. L'alkylation de Friedel-Crafts est une Substitution électrophile aromatique $S.E_{Ar}$
d. Elle nécessite une catalyse acide par les acides de Lewis ou acides protoniques
e. Elle nécessite une catalyse basique par les bases de Lewis ou bases fortes

QCM 56. Addition

a. Addition d'HBr sur un alcène se fait selon règle de Markownikov
b. Addition d'HBr sur un alcène se fait en anti-Markownikov
c. Addition de Br_2 sur un alcène est stéréospécifique
d. Addition de Br_2 sur un alcène est non stéréospécifique.

QCM 57. Addition

a. Hydratation d'une cétone est une addition électrophile
b. Hydratation d'une cétone est une addition nucléophile
c. Hydratation d'un acide cyanhydrique est une addition nucléophile
d. Hydratation d'un acide cyanhydrique est une addition électrophile

QCM 58. Addition

a. Addition d'un HCl sur un alcène est une addition nucléophile
b. Addition d'un H_2O sur un alcène est une addition nucléophile
c. Addition d'un HCl sur un alcène est une addition électrophile
d. Addition d'un H_2O sur un alcène est une addition électrophile

QCM 59. Addition

a. Le produit d'addition d'H_2O sur l'alcène est un alcool.
b. Le produit d'addition d'H_2O sur l'alcène est un dérivé halogéné.
c. Le produit d'addition d'H_2O sur l'alcène est un organométallique.
d. Le produit d'addition d'H_2O sur l'alcène est un acide carboxylique.

QCM 60. Addition

a. Addition d'H_2O sur l'alcène puis substitution par HCl produit un alcool
b. Addition d'H_2O sur l'alcène puis substitution par HCl produit une cétone
c. Addition d'H_2O sur l'alcène puis substitution par HCl produit un acide
d. Addition d'H_2O sur l'alcène puis substitution par HCl produit un dérivé halogéné.

- **Les solutions des QCM se trouvent sur la page 161.**

CHAPITRE 12 :
QCM SUR LES GROUPES FONCTIONNELS MONOVALENTS

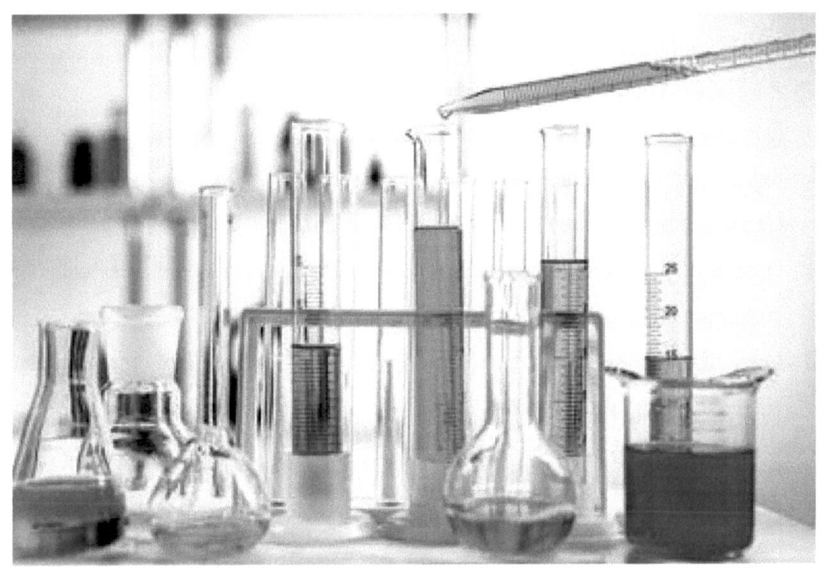

QCM 61. La réactivité chimique des dérivés halogénés varie dans l'ordre :

a. R-Cl < R-I < R-Br < R-F
b. R-I < R-Br < R-Cl < R-F
c. R-F < R-Cl < R-Br < R-I
d. R-F < R-Br < R-Cl < R-I

QCM 62. Relever les affirmations correctes

a. Dans un dérivé halogéné, le carboné lié à l'atome d'halogène est sensible aux attaques nucléophiles.
b. Certains dérivés halogénés sont utilisés comme solvants.
c. Dans un dérivé halogéné, le carboné lié à l'atome d'halogène est sensible aux attaques électrophiles.
d. Les dérivés halogénés se prêtent à deux types de principaux de réactions : élimination et substitution.

QCM 63. Les dérivés halogénés

a. manifestent leur caractère électrophile, lié à la polarisation de la liaison C-X (SN,E)
b. manifestent leur caractère nucléophile, lié à la polarisation de la liaison C-X (SN,E)
c. manifestent leur caractère basique lors de réactions faisant intervenir des espèces chimiques à lacune électronique (acides de Lewis)
d. manifestent leur caractère acide lors de réactions faisant intervenir des espèces chimiques à lacune électronique (acides de Lewis)

QCM 64. Les dérivés halogénés

a. Condensation de dérivés halogénés permet de préparer les alcynes
b. Condensation de dérivés halogénés permet de préparer les alcanes

c. Action d'un dérivé halogéné sur un métal permet de préparer les fonctions alcools
d. Action d'un dérivé halogéné sur un métal permet de préparer les organométalliques

QCM 65. Dérivés halogénés

a. Condensation de deux dérivés halogénoalcanes R-X en présence de zinc permet la synthèse d'un hydrocarbure R-R'.
b. Action d'un métal sur un dérivé halogéné permet la synthèse d'un organométallique (réactif de Grignard).
c. Action d'un oxygène sur un dérivé halogéné permet la synthèse d'un organométallique
d. Condensation de deux dérivés halogénoalcanes R-X en présence d'H_2O permet la synthèse d'un hydrocarbure R-R'.

QCM 66. Alcools et phénols

a. Les phénols sont plus basiques que les alcools correspondants
b. Les phénols sont plus acides que les alcools correspondants
c. Les phénols peuvent subir une substitution électrophile sur aromatique SE_{Ar}
d. Les phénols ont la même acidité que les alcools correspondants

QCM 67. Alcools et phénols

a. L'estérification de l'acide 2-hydroxybenzoïque par l'anhydride acétique en milieu acide et à chaud (60°)produit l'acide 2-acétyloxybenzoique (Aspirine®).

b. L'estérification de l'acide 2-hydroxybenzoïque par l'anhydride acétique et l'acide de Lewis produit l'acide 2-acétyloxybenzoique (Acide acétylsalicylique : Aspirine®).
c. L'acétylation de l'acide 2-hydroxbyenzoïque se fait par l'anhydride acétique en présence de l'acide de Lewis comme catalyseur
d. L'estérification de l'acide 2-hydroxybenzoïque se fait par l'anhydride acétique en présence de l'acide de Lewis comme catalyseur.

QCM 68. Alcools et phénols

a. Les hydroxyles de phénols sont désactivants, méta directeurs sur les réactions de substitution électrophile.
b. Les phénols subissent toutes les réactions des alcools
c. Les hydroxyles de phénols sont activants, ortho/para directeurs sur les réactions de substitution électrophile.
d. Les phénols subissent toutes les réactions des alcools, excepté la substitution nucléophile SN et la déshydratation interne.

QCM 69. Les alcools et phénols

a. Les alcools et phénols sont des composés amphotères (acides faibles et bases faibles).
b. Les alcools et phénols sont des composés uniquement acides
c. Les alcools et phénols sont des composés uniquement basiques
d. les phénols sont plus acides que les alcools

QCM 70. Dans le phénol et par rapport au benzène, la présence d'un groupe OH provoque

a. un enrichissement en électrons du cycle aromatique, en position méta.
b. Un enrichissement en électrons du cycle aromatique en ortho-para.

c. Un appauvrissement en électrons du cycle aromatique en position méta.

d. Un appauvrissement en électrons du cycle aromatique en ortho-para.

e. Aucune modification de la charge électronique du noyau phénol.

QCM 71. Relever les affirmations correctes

a. Le phénol peut être engagé dans une réaction de déshydratation.
b. Le phénol peut en présence d'un acide carboxylique, conduire facilement à la formation d'un ester.
c. Contrairement aux alcools, le phénol ne réagit pas avec les acides minéraux.
d. Le groupement hydroxyle du phénol est moins réactif chimiquement que celui d'un alcool.
e. Le groupement hydroxyle du phénol est plus réactif chimiquement que celui d'un alcool.

QCM 72. Les alcools

a. Les alcools secondaires sont oxydés par les oxydants doux pour fournir les cétones
b. Les alcools primaires sont oxydés par les oxydants doux pour fournir les aldéhydes
c. Les alcools possèdent un caractère électrophile assez prononcé.
d. Les alcools tertiaires sont oxydés par les oxydants doux pour fournir les aldéhydes

QCM 73. Les phénols

a. Les hydroxyles de phénols sont désactivants, méta orienteur sur les réactions de substitution électrophile.

b. Les hydroxyles de phénols sont activants, ortho/para orienteur sur les réactions de substitution électrophile.
c. L'estérification de l'acide salicylique fournit l'acide acétylsalicylique (Aspirine®)
d. L'oxydation de l'acide salicylique fournit l'acide hydroxylsalicylique (Aspirine®)

QCM 74. Soit le composé $CH_3CH_2CH(CH_3)CH_2OH$
a. Est le 2-méthyl-1-hydroxybutane.
b. Est un alcool primaire
c. Est un alcool secondaire
d. Il peut conduire par oxydation ménagée à une cétone.

QCM 75. L'atome d'oxygène (O) d'une fonction alcool
a. Est polarisé partiellement positivement δ^+
b. Est un site pouvant attaquer les acides de lewis
c. Peut être protoné pour former un ion alcoolate
d. Peut être protoné pour former un ion oxonium

QCM 76. Relever les affirmations correctes
a. L'oxydation ménagée d'un alcool primaire peut donner un aldéhyde et/ou un acide carboxylique selon les conditions
b. Un alcool, quelque soit sa classe, peut être oxydé en dérivé carbonylé
c. Un alcool secondaire peut être transformé en cétone, en l'absence d'oxydant, en présence d'un catalyseur et à haute température.
d. Les alcools secondaires ne peuvent pas etre oxydés de façon ménagée.

QCM 77. La réaction d'estérification entre un acide carboxylique et un alcool

a. Est une réaction rapide et totale
b. Est inversible (ou irréversible)
c. Est incomplète
d. Est exothermique.

QCM 78. Les composés organomagnésiens

a. Peuvent être impliqués dans des SN1
b. Réagissent avec les cétones pour conduire à la formation d'alcools secondaires (après hydrolyse)
c. Peuvent réagir avec le dioxyde de carbone
d. Nécessitent l'utilisation de solvants éthérés.

QCM 79. Les composés organométalliques

a. Le groupe R des organométalliques possède uniquement un caractère nucléophile
b. Le groupe R des organométalliques possède un caractère basique et nucléophile
c. Le caractère nucléophile est l'origine de substitution et d'addition.
d. Le groupe R des organométalliques possède uniquement un caractère basique

QCM 80. La réaction de bromure de méthylmagnésien sur un ester conduit, après hydrolyse, à la formation

a. D'une cétone
b. D'un alcool tertiaire
c. D'un alcool secondaire
d. D'un acide carboxylique.

QCM 81. Produit A + CH3MgBr donne du butanone (après hydrolyse)

a. Le produit A est un CH_3CH_2CHO

b. Le produit A est un $CH_3CH_2COOCH_3$

c. Le produit A est un CH_3COCH_3

d. Le produit A est un CH_3CH_2CN

QCM 82. Produit B + CH3MgBr, fournit du 2-hydroxy-2-méthylbutan-2-ol (après hydrolyse)

a. Le produit B est un Propanone

b. Le produit B est un Propanal

c. Le produit B est un Orthoformiate d'éthyle

d. Le produit B est un Acide propanoique

QCM 83. Produit C + CH3MgBr, fournit le propan-1-ol (après hydrolyse).

a. Le produit C est un éthanal.

b. Le produit C est un éthanoate d'éthyle.

c. Le produit C est un oxyde d'éthylène

d. Le produit C est un dioxyde de carbone.

QCM 84. Soient les composés isomères ci-contre

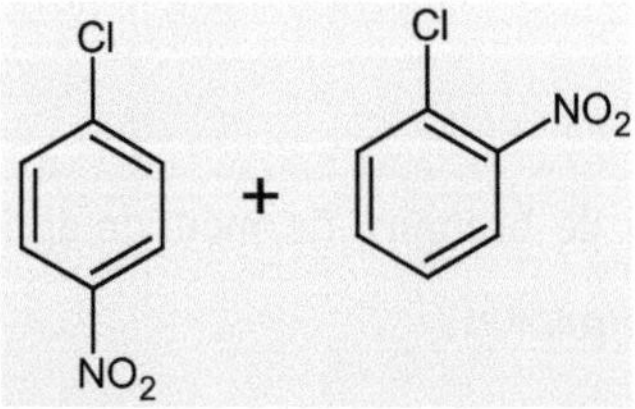

a. pour les préparer on réalise sur le benzène une nitration puis chloration

b. pour les préparer on réalise sur le benzène une chloration puis nitration

c. Le composé para-chloronitrobenzène est majoritaire que le composé ortho-chloronitrobenzène.

d. pour les préparer on réalise sur le benzène une chloration puis amination.

QCM 85. Soit le composé ci-contre, pour le préparer on réalise sur le benzène :

Br

O CH3

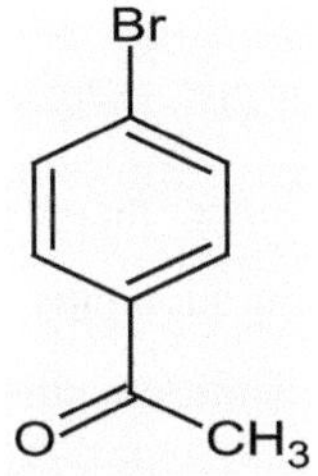

a. une réaction de bromation puis réduction dans cet ordre

b. une réaction de bromation puis acétylation dans cet ordre

c. une réaction de bromation puis oxydation dans cet ordre

d. une réaction de substitution électrophile sur aromatique SE_{Ar}

QCM 86. Soit le composé ci-contre, pour le préparer on réalise sur le benzène :

NO2

Cl

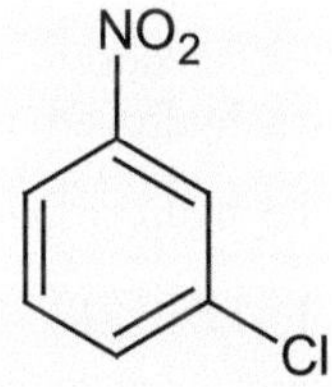

a. Deux réactions de substitutions électrophiles aromatiques dont la deuxième réaction est orientées par les règles de régiosélectivité d'Holleman.

b. Une réaction de nitration suivie par une halogénation de type chloration

c. Une réaction de nitration suivie par une réduction.

d. Une réaction d'une amination suivie par une chloration.

QCM 87. Soit le composé ci-contre, pour le préparer on réalise sur le benzène :

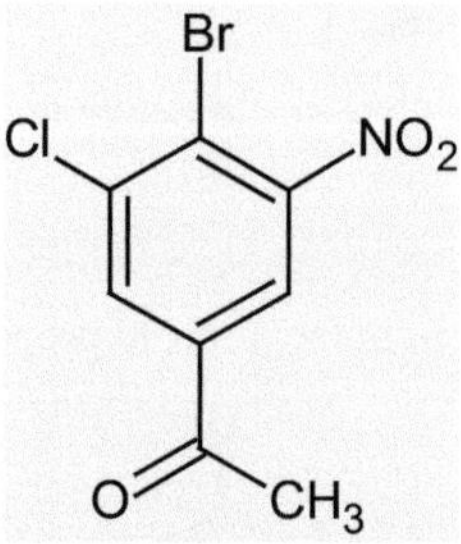

a. une acétylation, nitration, bromation, puis chloration dans cet ordre.
b. une bromation, nitration, chloration puis acétylation dans cet ordre.
c. une bromation, acétylation, nitration, puis chloration dans cet ordre.
d. Une nitration bromation, acétylation, puis chloration dans cet ordre.

QCM 88. Soient les composés ci-dessous :

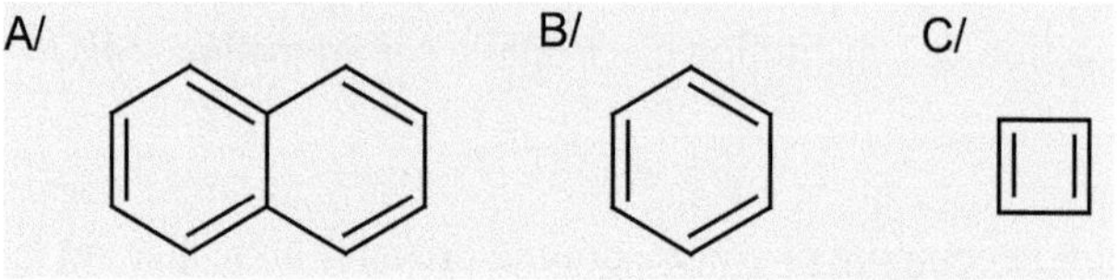

A/ B/ C/

a. Les composés A et B sont des hydrocarbures aromatiques.
b. Les composés A et C sont des hydrocarbures aromatiques
c. Les composés B et C sont des hydrocarbures aromatiques
d. Le composé C est un hydrocarbure non aromatique

QCM 89. Amines

a. Méthylamine est plus basique que la diméthylamine
b. Diméthylamine et méthylamine sont plus basiques que l'ammoniac
c. Triméthylamine est plus basique que la diméthylamine
d. Diméthylamine est plus basique que le methanol et le diméthylether.

QCM 90. Amines

a. sulfonation est une méthode chimique qui permet d'identifier le type d'amine
b. Sulfonation des amines conduit à la formation des médicaments sulfonamides antalgiques
c. Sulfonation des amines produit des médicaments sulfonamides anti-infectieux
d. Nitrosation des amines conduit à la formation des médicaments sulfonamides anti-infectieux.

- **Les solutions des QCM se trouvent sur la page 162.**

CHAPITRE 13.

QCM SUR LES GROUPES FONCTIONNELS BIVALENTS ETT TRIVALENTS

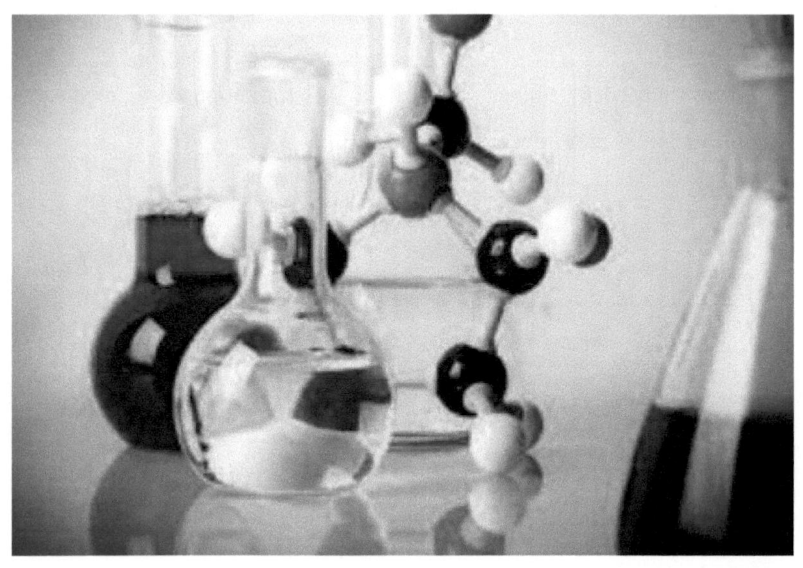

QCM 91. Aldéhydes et cétones

a. La cétolisation est une condensation de deux cétones en milieu acide
b. La cétolisation est une condensation de deux cétones en milieu basique
c. La cétolisation est une méthode de synthèse d'un cétol
d. La cétolisation est une méthode de synthèse d'un aldol

QCM 92. Aldéhydes et cétones

a. L'aldolisation est une condensation de deux aldéhydes en milieu basique
b. L'aldolisation est une condensation de deux cétones en milieu acide
c. La réaction de Cannizaro est une réaction d'un aldéhyde en milieu acide qui fournit un carboxylate et un alcool secondaire II^{aire}
d. La réaction de Cannizaro est une réaction d'un aldéhyde en milieu basique qui fournit un carboxylate et un alcool primaire I^{aire}

QCM 93. Aldéhydes et cétones

a. L'oxydation d'une cétone permet de générer des acides carboxyliques.
b. L'oxydation d'une cétone permet de générer un alcool
c. L'oxydation d'un aldéhyde permet de générer un carboxylate.
d. L'oxydation d'un aldéhyde permet de générer un alcool

QCM 94. Aldéhydes et cétones

a. Action des organométalliques sur les cétones cycliques fournit un alcool secondaire II^{aire}
b. Action des organométalliques sur les cétones cycliques fournit un alcool tertiaire III^{aire}
c. La labilité de l'hydrogène en alpha (α) du carbonyle permet l'alkylation de ces dérivés

d. la labilité de l'hydrogène en Béta (β) du carbonyle permet l'alkylation de ces dérivés

QCM 95. Les Aldéhydes et cétones

a. L'addition d'un dihydrogène/Ni sur le carbonyle produit un alcool secondaire
b. L'addition d'un dihydrogène/Ni sur le carbonyle produit un alcool primaire
c. L'addition d'un halogénure d'organométallique sur une cétone cyclique produit un alcool tertiaire
d. L'addition d'un halogénure d'organométallique sur une cétone cyclique produit un alcool primaire

QCM 96. Les Aldéhydes et cétones

a. L'équillibre céto-énolique est associée à la labilité de l'Hydrogène en béta
b. L'alkylation sur le carbonyle est associée à la labilité de l'Hydrogène en béta
c. L'équillibre céto-énolique est associé à la labilité de l'Hydrogène en alpha
d. L'alkylation sur le carbonyle est associée à la labilité de l'Hydrogène en alpha.

QCM 97. Les Aldéhydes et cétones

a. L'oxydation des cétones permet la préparation des acides carboxyliques
b. L'oxydation des cétones permet la préparation des alcools
c. L'oxydation des cétones permet la préparation des halogénoalcanes
d. L'aldolisation associée à la labilité de l'Hydrogène en alpha (α) produit un aldol

QCM 98. Les aldéhydes

a. Renferme le même groupe fonctionnel que les cétones
b. Sont moins réactives que les cétones vis-à-vis d'un électrophile.
c. Présentent une liaison C=O polarisée.
d. Ne peuvent pas donner lieu au phénomène d'équillibre céto-énolique.

QCM 99. Soit le composé suivant : $CH_2CH_2COCH_3$

a. Il s'agit de la propanone
b. Il peut etre réduit en alcane par H_2/catalyseur.
c. Il peut réagir avec un alcool en présence d'un catalyseur acide.
d. Il peut réagir avec un organomagnésien pour donner un alcoolate de magnésium.

QCM 100. La réaction de cétolisation

a. Est une auto-condensation d'un aldéhyde sur lui-même en milieu basique.
b. Conduit à une hydroxycétone.
c. Est une réaction totale et irréversible.
d. Peut être suivie d'une déshydratation.

QCM 101. Acides carboxyliques et dérivés

a. Le caractère dominant est leur acidité plus forte que celle des composés organiques
b. Le caractère dominant est leur acidité plus forte que celle des acides minéraux (HCl, HNO_3)
c. Le carbone de carboxyle est moins électrophile que celui des aldéhydes et cétones
d. Les acides simples se décarboxylent à température ordinaire, et perdent un CO_2.

QCM 102. Acides carboxyliques et dérivés

a. Les chlorures d'acide sont moins réactifs que les acides carboxyliques correspondants.
b. Les anhydrides d'acide sont moins réactifs que les esters et les amides correspondants
c. Les chlorures d'acide sont plus réactifs que les acides carboxyliques correspondants.
d. Les anhydrides d'acide sont plus réactifs que les esters et les amides correspondants

QCM 103. Acides carboxyliques et dérivés

a. La saponification est l'hydrolyse acide de l'ester et fournit un alcool et un acide.
b. La saponification est l'hydrolyse basique de l'ester et fournit un alcool et un acide.
c. Action d'un alcool sur un anhydride d'acide fournit par SN un ester et un acide carboxylique.
d. L'hydrolyse d'anhydride d'acide fournit un acide carboxylique et un ester.

QCM 104. Les acides carboxyliques

a. Ont des points d'ébullition inférieurs à ceux des alcools de meme longueur de chaine carbonée.
b. Sont toujours solubles dans l'eau
c. Sont associés par des liaisons hydrogènes fortes
d. Possèdent le groupement fonctionnel « carbonyle »

QCM 105. Pour réduire un acide carboxylique en alcool, on peut utiliser

a. L'hydrogène H_2 en présence de catalyseur.
b. Un réducteur métallique $LiAlH_4$
c. Un réducteur métallique $NaBH_4$
d. Un oxydant fort $KMnO_4$

QCM 106. Les chlorures d'acides

a. Sont formés à partir des acides carboxyliques par action de Cl_2.
b. Réagissent avec les organomagnésiens pour former des cétones.
c. Réagissent avec les alcools pour former des anhydrides d'acides.
d. Réagissent avec les amines pour former des amides.

QCM 107. Les anhydrides d'acides

a. S'hydrolysent pour donner des acides carboxyliques.
b. Présentent une réactivité supérieures aux chlorures d'acides vis-à-vis des alcools
c. Peuvent etre obtenus par déshydratation d'un acide carboxylique
d. Peuvent etre utilisés pour synthétiser des esters.

QCM 108. Les nitriles RCN

a. Sont réduit par H_2/catalyseur en amines primaires
b. Sont hydrolysés en acides carboxyliques.
c. Peuvent conduire par réduction aux amides
d. Ne réagissent pas avec les organomagnésiens.

QCM 109. Les esters peuvent etre transformés en acides carboxyliques par :

a. H_2O/H^+ catalytique

b. $LiAlH_4$ puis H_2O.
c. Chauffage vigoureux.
d. NaOH puis $H_2O/H+$.

QCM 110. Les amides $RCONH_2$

a. Sont des bases
b. Peuvent etre obtenues par action d'ammoniac sur un acide carboxylique
c. Peuvent etre décrites par plusieurs formes limites de résonnance.
d. Peuvent etre obtenues à partir des nitriles.

QCM 111. Pour réduire un acide carboxylique en alcool, on peut utiliser

a. L'hydrogène H_2 en présence de catalyseur.
b. Un réducteur métallique $NaBH_4$
c. Un réducteur métallique $LiAlH_4$
d. Un oxydant fort $KMnO_4$

QCM 112. Les chlorures d'acides

a. Sont formés à partir des acides carboxyliques par action de Cl_2.
b. Réagissent avec les organomagnésiens pour former des cétones.
c. Réagissent avec les alcools pour former des anhydrides d'acides.
d. Réagissent avec les amines pour former des amides.

QCM 113. Les anhydrides d'acides

a. S'hydrolysent pour donner des acides carboxyliques.
b. Présentent une réactivité supérieures aux chlorures d'acides vis-à-vis des alcools
c. Peuvent etre obtenus par déshydratation d'un acide carboxylique
d. Peuvent etre utilisés pour synthétiser des esters.

QCM 114. Les esters peuvent etre transformés en acides carboxyliques par :

a. H_2O/H^+ catalytique

b. $LiAlH_4$ puis H_2O.

c. Chauffage vigoureux.

d. NaOH puis H_2O/H^+.

QCM 115. Acide ascorbique

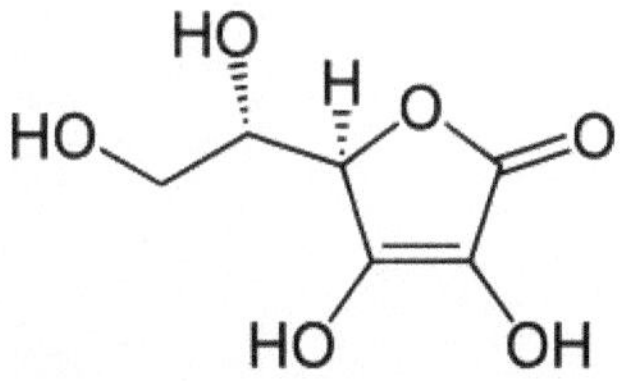

a. Acide ascorbique ou vitamine C est une vitamine hydrosoluble.

b. Acide ascorbique ou vitamine C est une vitamine liposoluble

c. La carence en vitamine C provoque le scorbut

d. L'excès en vitamine C provoque le scorbut

e. La vitamine C intervient dans diverses réactions d'oxydoréduction cellulaire.

- **Les solutions des QCM se trouvent sur la page 163.**

CHAPITRE 14.

QCM SUR LES MEDICAMENTS

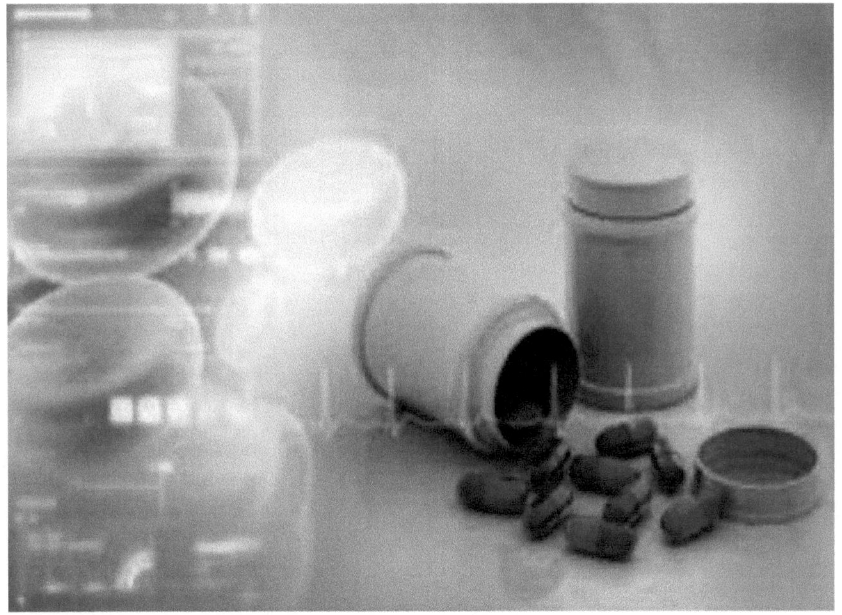

QCM 116. Soit la molécule de Carbamazépine, un antiépileptique utilisé pour traiter les convulsions.

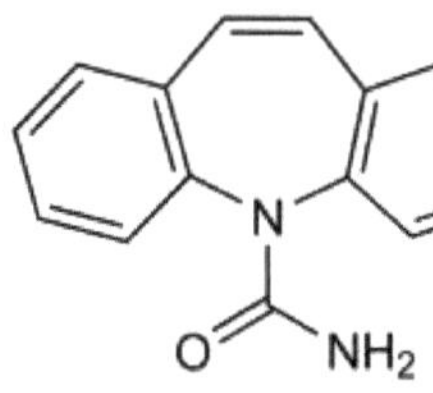

a. un tricyclique à base de dibenzoazépine.
b. un tricyclique à base de dibenzodiazépine
c. un tricyclique à base de benzodiazépine.
d. Le groupe carbamique $CONH_2$ est greffé en position 5.
e. Le groupe carbamique $CONH_2$ est greffé en position 1.

QCM 117. Soit la molécule de Chlordiazépoxide, un tranquillisant majeur

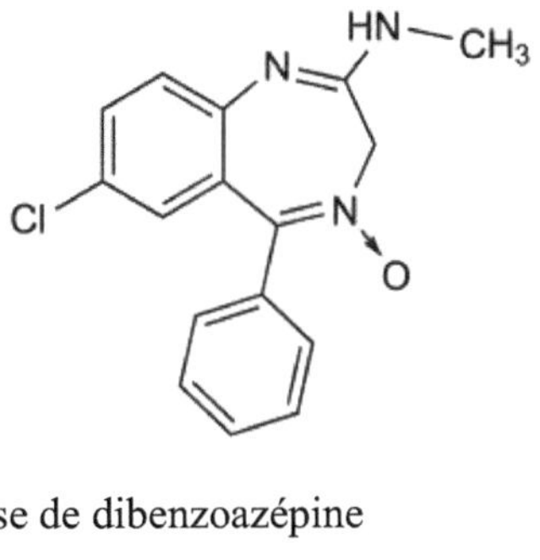

a. Une molécule à base de dibenzoazépine
b. Une molécule à base de benzoazépine
c. Une molécule à base de benzodiazépine
d. Le chlore est greffé en position 2 sur benzodiazépine
e. Le chlore est greffé en position 7 sur benzodiazépine

QCM 118. Soit la molécule de diazépam, un tranquillisant mineur ou anxiolytique utilisé dans le traitement de l'anxiété

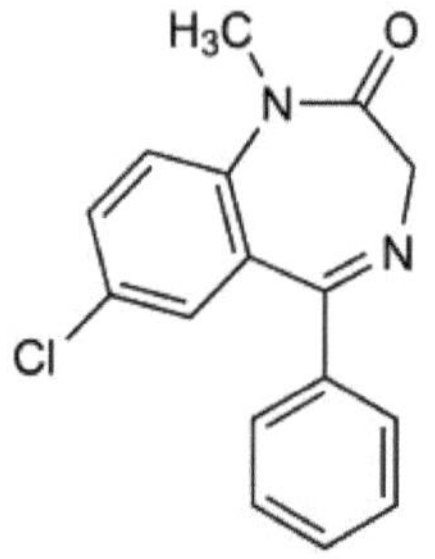

a. Le motif de base est une benzo-1,5-diazépine

b. Le motif de base est une benzo-1,4-diazépine

c. Le motif de base est une benzo-2,3-diazépine

d. Le chlore en position 7 est indispensable pour l'action anxiolytique

e. Le chlore en position 3 est indispensable pour l'action anxiolytique

QCM 119. Soit la molécule de Chlorpromazine, un tranquillisant majeur.

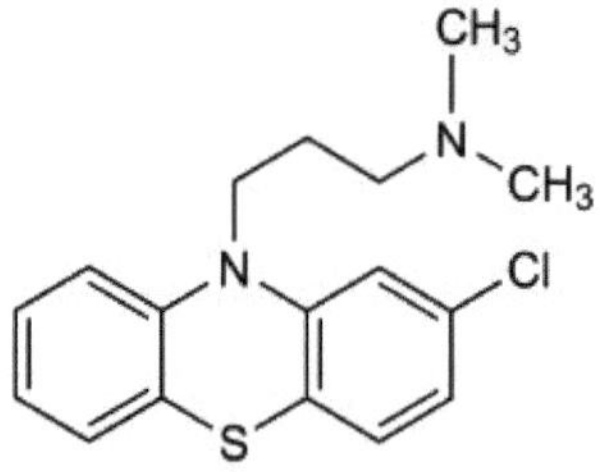

a. Un tricyclique à base de phénothiadiazine
b. Un tricyclique à base de diphénylthiazine
c. Un tricyclique à base de phénothiazine.
d. Le groupe N,N-diméthylpropanamine est greffé en position 10.
e. Le groupe N,N-diméthylpropanamine est greffé en position 5.

QCM 120. Soit la molécule de Prométhazine, un antihistaminique utilisé dans le traitement de l'allergie.

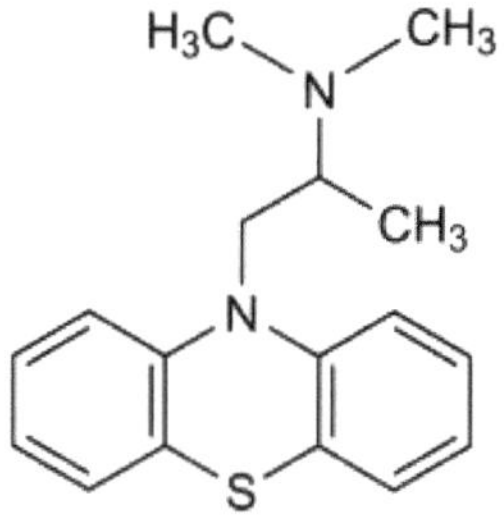

a. Un tricyclique à base de phénothiadiazine
b. Un tricyclique à base de diphénylthiazine
c. Un tricyclique à base de phénothiazine.
d. Le groupe N,N-diméthylpropanamine est greffé en position 5.
e. Le groupe N,N-diméthylméthyléthyl est greffé en position 10.

QCM 121. Soit la Trifluomeprazine

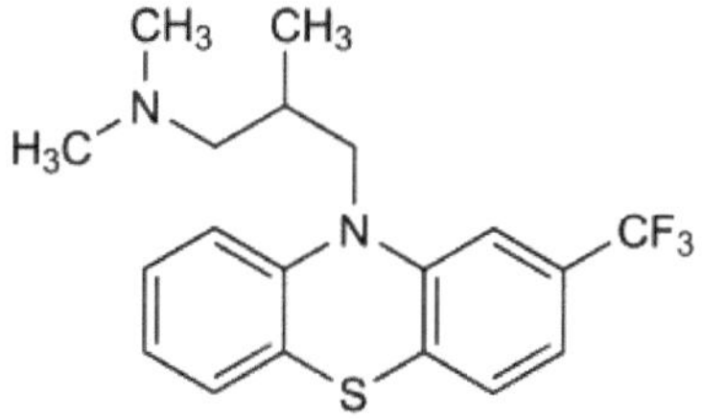

a. Le trifluorométhyl en 2 est indispensable pour l'activité thérapeutique
b. Le trifluorométhyl en 3 est indispensable pour l'activité thérapeutique
c. une phénothiazine neuroleptique destinée pour le traitement des psychoses
d. une phénothiazine sédative destinée pour le traitement des psychoses

QCM 122. Soit la Thioridazine

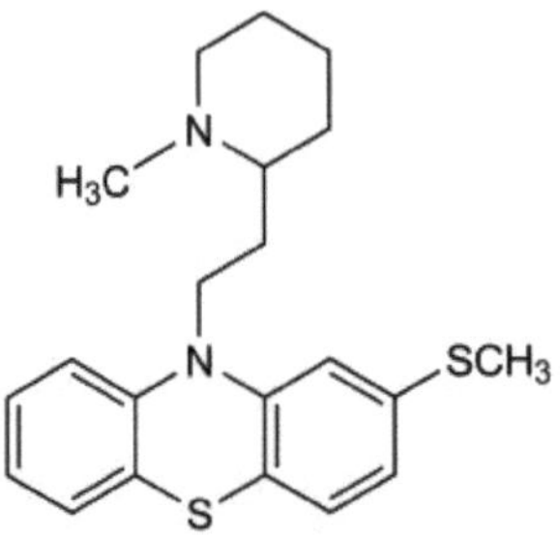

a. La phénothazine est un système condensé entre pyrazine et deux benzènes.

b. La phénothazine est un système condensé entre thiazine et deux benzènes.

c. La chaine latérale en 10 comporte un noyau pyrimidine méthylé

d. La chaine latérale en 10 comporte un noyau pipéridine méthylé

QCM 123. Soit l'Acide Valproique

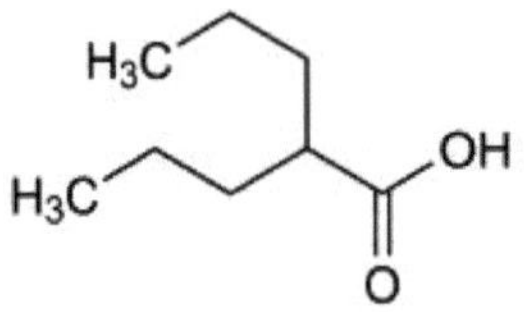

a. Le nom chimique est Acide 4-propylpentanoique
b. Le nom chimique est Acide 2-propylpentanoique
c. antiépileptique utilisé dans le traitement de des crises convulsives
d. Un anxiolytique utilisé dans le traitement de l'anxiété

QCM 124. Soit la Tiagabine

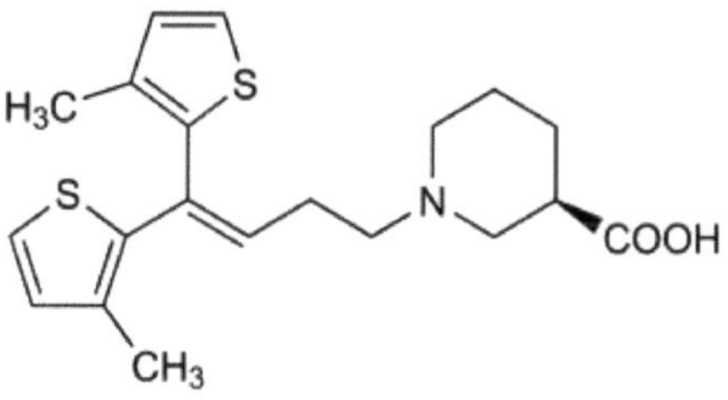

a. Est un neuroleptique utilisé dans le traitement des psychoses

b. Est un antiépileptique utilisé pour le traitement de l'épilepsie

c. Est un acide carboxylique qui comporte 2 motifs méthylthiole

d. Est un acide carboxylique qui comporte 2 motifs méthylfurane

QCM 125. Soit l'Aténolol

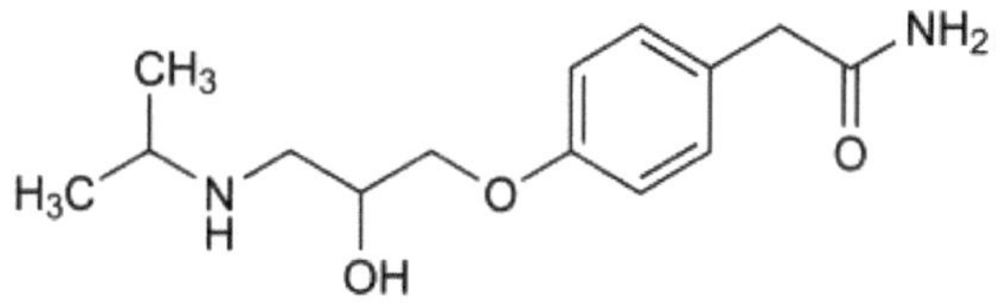

a. La structure chimique dérive de benzèneacétamide
b. La structure chimique dérive de benzèneacétamine
c. est un antihypertenseur bétabloquant actif sur l'hypertension.
d. est un antihypertenseur alphabloquant actif sur l'hypertension.

QCM 126. Soit le Captopril

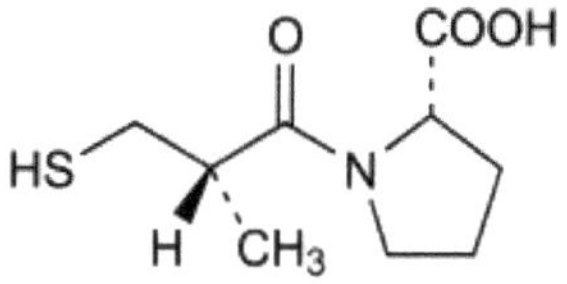

a. un antihypertenseur bétabloquant
b. un antihypertenseur inhibiteur de l'enzyme de conversion
c. Est la 1- [(2S)-3-mercapto-2-méthyl-1-oxopropyl]–L-proline
d. Est la 1- [(2R)-3-mercapto-2-méthyl-1-oxopropyl]–L-proline

QCM 127. Soit le Gliclazide

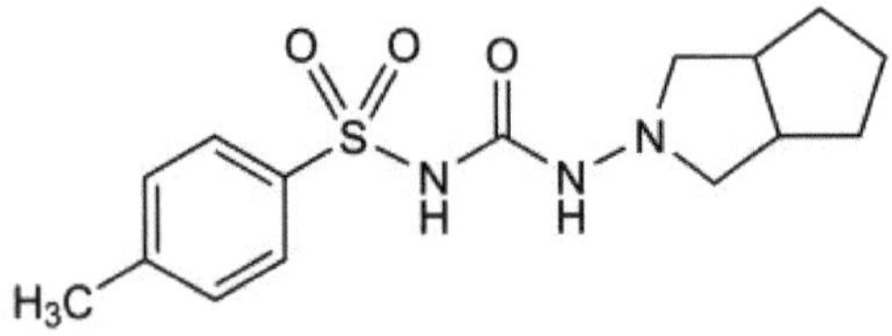

a. Sa classe chimique est benzèneacétamide
b. Sa classe chimique est benzènesulfonamide
c. Sa classe thérapeutique est sulfamide antihypertenseur
d. Sa classe thérapeutique est sulfamide antidiabétique

QCM 128. Soit le Paracétamol

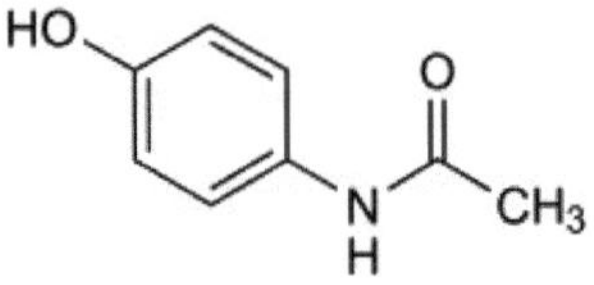

a. Le nom chimique est N-(4-hydroxyphenyl)acétamide
b. Le nom chimique est N-(4-hydroxybenzyl)acétamide
c. Sa classe thérapeutique est un antalgique antipyrétique
d. Sa classe thérapeutique est un antalgique antiinflamatoire non stéroidien.

QCM 129. Soit le Propacétamol

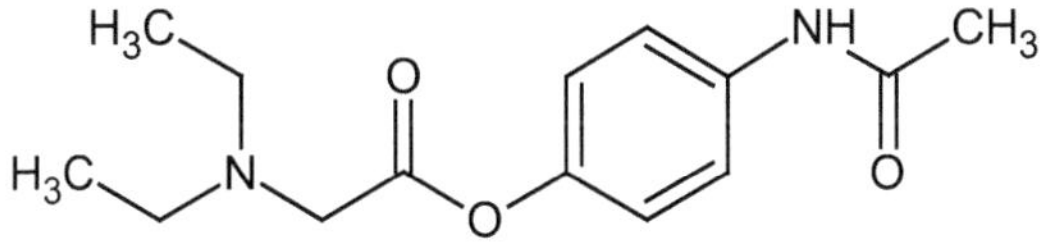

a. Est la forme amide de paracétamol
b. Est la forme estérifiée soluble de paracétamol
c. Sa classe thérapeutique est antalgique antipyrétique
d. Sa classe thérapeutique est anti-inflammatoire non stéroïdien.

QCM 130. Soit la Procaïne

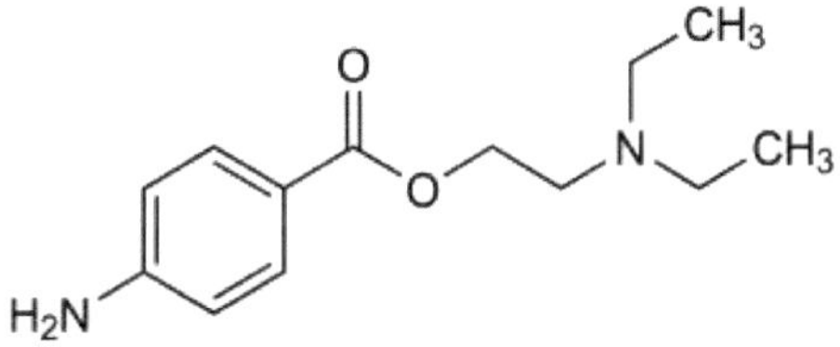

a. acide benzoïque à chaine diéthylaminopropyle.
b. Ester benzoïque à chaine diéthylaminoéthyle.
c. Sa classe thérapeutique est un anesthésique local
d. Sa classe thérapeutique est un antiépileptique

QCM 131. Soit X molécule

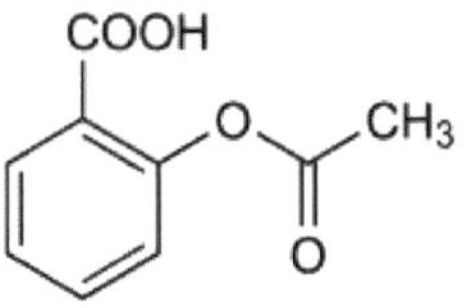

a. C'est l'acide acétylsalicylique (DCI) : Aspirine
b. C'est l'acide acétylbenzoique (DCI) : Aspirine
c. C'est un antalgique antipyrétique anti-inflammatoire non stéroïdien.
d. C'est un antalgique antipyrétique anti-inflammatoire stéroïdien.

QCM 132. Soit l'Estramustine

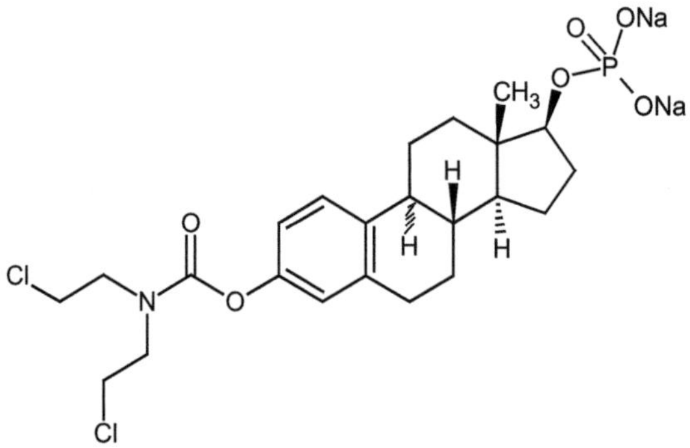

a. Est la forme carbamique d'estra-1,3,5(10)-triène-3,17-diol
b. Est un anticancéreux alkylant avec vecteur phosphate
c. Est un anticancéreux anti-métabolite
d. Est un anticancéreux inhibiteur de topo-isomérase

QCM 133. Soit la Cisplatine

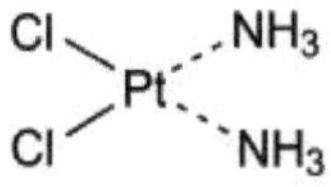

a. La configuration trans des deux chlore est indispensable à l'activité.
b. La configuration cis des deux chlore est indispensable à l'activité.
c. Est un anticancéreux alkylant dérivé de platine IV.
d. Est un anticancéreux alkylant dérivé de platine II.

QCM 134. Soit l'Oxaliplatine

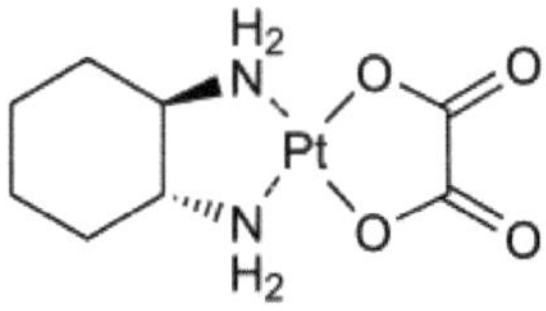

a. Est le Cis [oxalato (1,2- cyclohexane diamine) platine II
b. Est le Trans [oxalato (1,2- cyclohexane diamine) platine IV
c. le reste NH libre est indispensable pour former une liaison hydrogène
d. le reste OH libre est indispensable pour former une liaison hydrogène

QCM 135. Soit la Carmustine

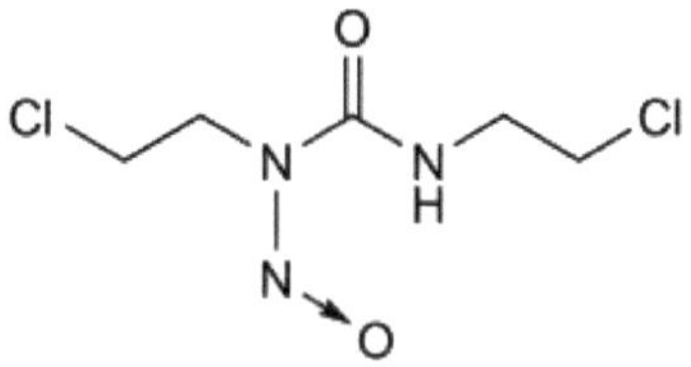

a. Est un anticancéreux nitrosourée disymétrique à large spectre d'activite
b. Est un anticancéreux nitrosourée symétrique à large spectre d'activite
c. Sa lipophilie permet le traitement des tumeurs cérébrales.
d. Son hydrosolubilité permet le traitement des tumeurs cérébrales.

QCM 136. Soit la Lomustine

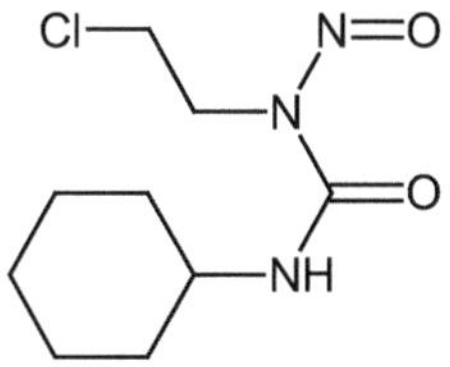

a. la diazohydroxyde désactive les protéines donnant l'effet carbamoylant toxique
b. l'isocyanate produit effet thérapeutique alkylant.
c. la diazohydroxyde produit effet thérapeutique alkylant
d. l'isocyanate désactive les protéines donnant l'effet carbamoylant toxique

QCM 137. Soit la Méthotrexate

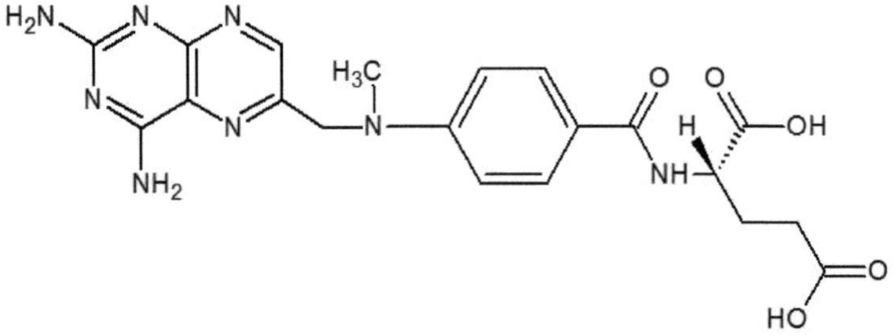

a. Sa structure chimique s'apparente avec celle de l'acide folique
b. Sa structure chimique s'apparente avec celle de l'acide hyaluronique
c. La configuration « S » apporté par l'acide glutamique est déterminante pour l'activité thérapeutique.
d. La configuration « R » apporté par l'acide glutamique est déterminante pour l'activité thérapeutique.

QCM 138. Soit la sulfadiazine

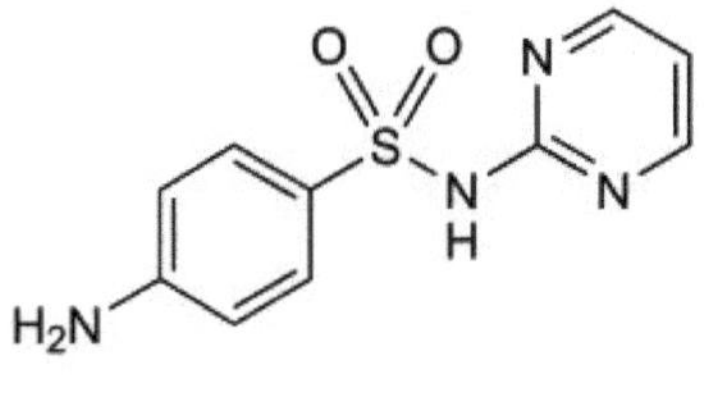

a. est 4-amino-N-2-pyrimidinylbenzenesulfonylurée (D.S)

b. est 4-amino-N-2-pyrimidinylbenzenesulfonamide (D.S)

c. Est un sulfamide antibactérien utilisé pour le traitement des infections

d. Est un sulfamide antidiabétique utilisé pour le traitement de diabète.

QCM 139. Soit le Sulfathiazole

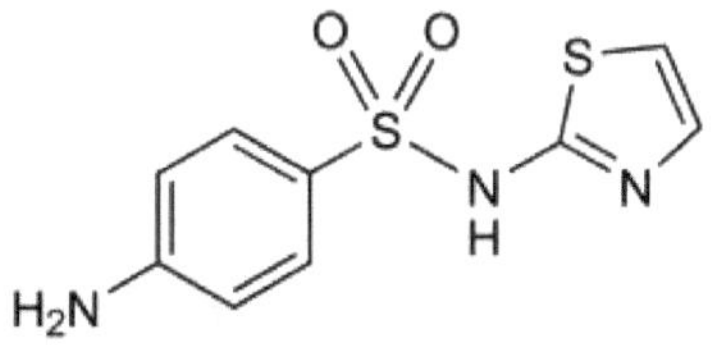

a. Est 4-amino-N-2-thiazolylbenzenesulfonamide

b. Est 4-amino-N-2-imidazolbenzenesulfonamide

c. Est un sulfamide antidiabétique utilisé pour le traitement de diabète.

d. Est un sulfamide antibactérien utilisé pour le traitement des infections

QCM 140. Soit la Sulfamethoxazole

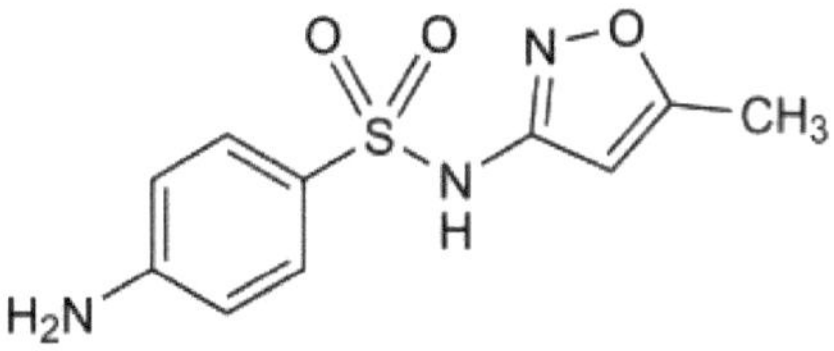

a. La classe chimique est un benzènesulfonamide substitué par un thiazole

b. La classe chimique est benzènesulfonamide substitué par un isoxazole

c. La classe thérapeutique est sulfamide antibactérien

d. La classe thérapeutique est sulfamide antidiabétique

- **Les solutions des QCM se trouvent sur la page 164.**

CHAPITRE 15.

QCM SUR LES SUBSTANCES BIOLOGIQUEMENT ACTIVES

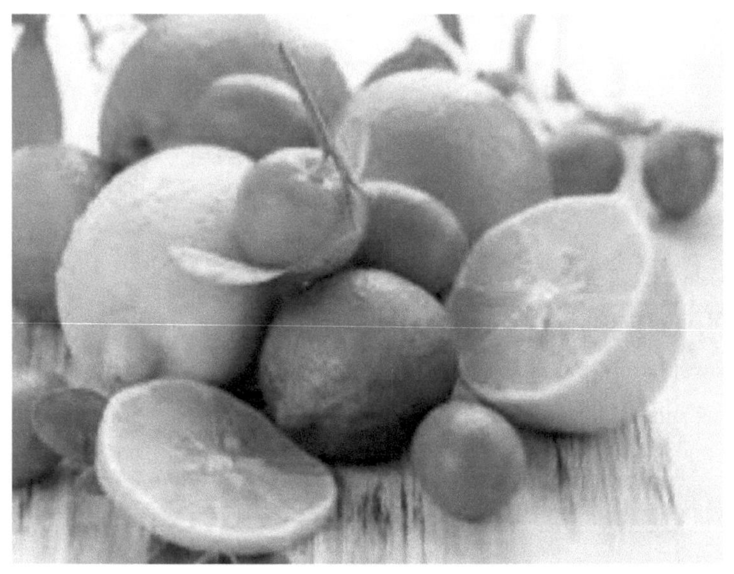

QCM 141. La Caféine est un alcaloïde nommé

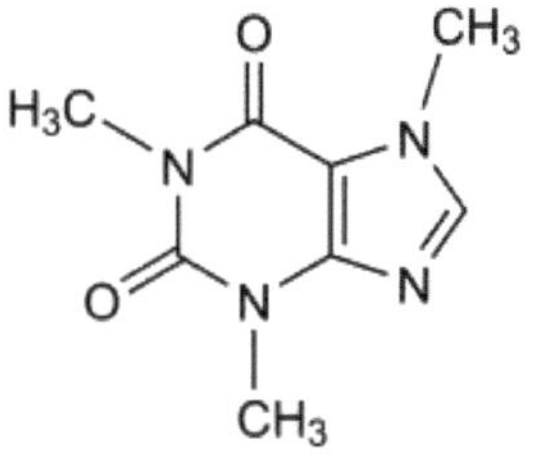

a. 1,3,7-triméthyl-1H-purine-2,6-dione
b. 3,7-dihydro-1,3,7-triméthyl-1H-pyridine-2,6-dione
c. 3,7-dihydro-1,3,7-triméthyl-2H-purine-2,6-dione
d. 3,7-dihydro-1,3,7-triméthyl-1H-purine-2,6-dione

QCM 142. Soit la molécule de camphre

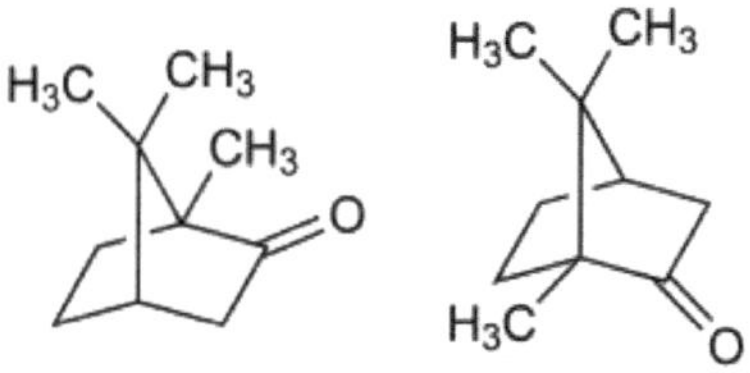

l-form

d-form

a. l-camphor et d-camphor sont des isomères énantomères
b. l-camphor et d-camphor sont des polycycles pontés à groupe cétone
c. l-camphor et d-camphor sont des polycycles pontés à groupe alcool
d. l-camphor et d-camphor sont des polycycles spirannique à groupe cétone

QCM 143. Soit la molécule de l'Adrénaline

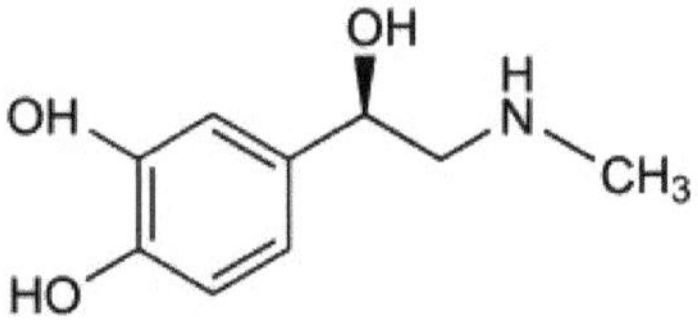

a. Benzènediol à chaine amidoalcool

b.Benzènediol à chaine aminoalcool

c. Est l'analogue méthylé de la noradrénaline

d. Est un cathécolamine de formule brute C9H15NO

QCM 144. Soit la Noradrénaline

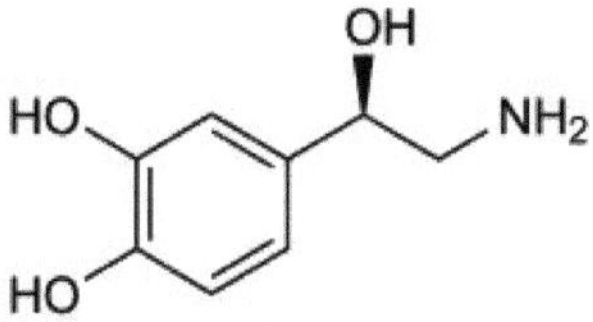

a. Est l'analogue déméthylé de l'adrénamine

b. Est l'analogue hydroxylé de l'adrénamine

c. Est le 4-[(R) -2-amino-1-hydroxyethyl]-1,2-benzènediol

d. Est le 4-[(S) -2-amino-1-hydroxyethyl]-1,2-benzènediol

QCM 145. Soit la Dopamine

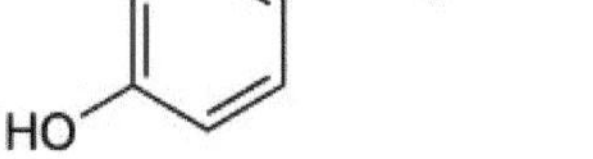

a. Benzènediol à chaine aminobutyle.

b. C'est la 3-hydroxytyramine.

c. C'est la 2-aminotyramine

d. Benzènediol à chaine aminoéthyle.

e. Benzènediol à chaine aminopropyle.

QCM 146. Soit la Nicotine

a. Un alcaloïde extrait de feuilles séchées de plante de tabac

b. Le nom chimique est 3-[(2S)-1-méthyl-2-pyrrolidinyl]furane

c. Le nom chimique est 3-[(2R)-1-méthyl-2-pyrrolidinyl]pyridine

d. Le nom chimique est 3-[(2S)-1-méthyl-2-pyrrolidinyl]pyridine

QCM 147. Le Cedrol composant majoritaire de la plante de cyprès

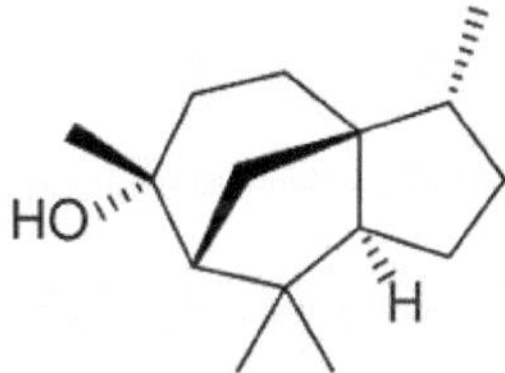

a. Présente un motif tricyclique à fonction organique alcool

b. Présente un un motif biyclique à fonction organique alcool

c. Présente un un motif tricyclique à fonction organique cétone

d. Présente un un motif bicyclique à fonction organique cétone

QCM 148. Soit la molécule de l'Eucalyptol

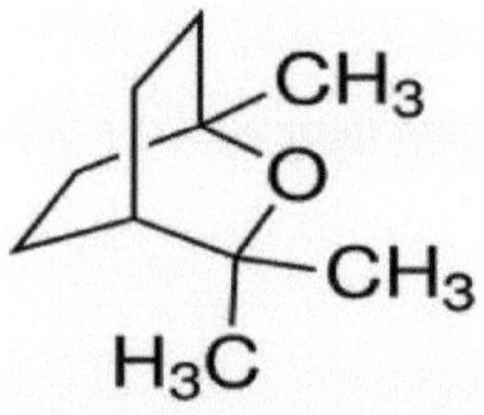

a. Un oxyde terpénique à motif polycyclique ponté
b. Un oxyde terpénique à motif polycyclique spirannique
c. Un oxyde terpénique à motif polycyclique condensé
d. Un composant majoritaire de la plante de l'eucalyptus.

QCM 149. Soit la Sérotonine

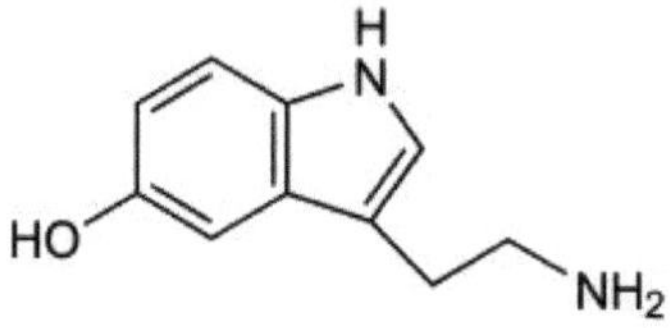

a. substance biologique dérive chimiquement de l'indol-5-ol
b. substance biologique dérive chimiquement de pyrrole
c. La chaine 2-aminoéthyle est fixée en position 3 sur l'indol.
d. La chaine 2-aminoéthyle est fixée en position 2 sur l'indol.
e. Le nom chimique est 3-(2-aminoethyl)-1H-indol-5-ol.

QCM 150. Acide ascorbique : Vitamine C.

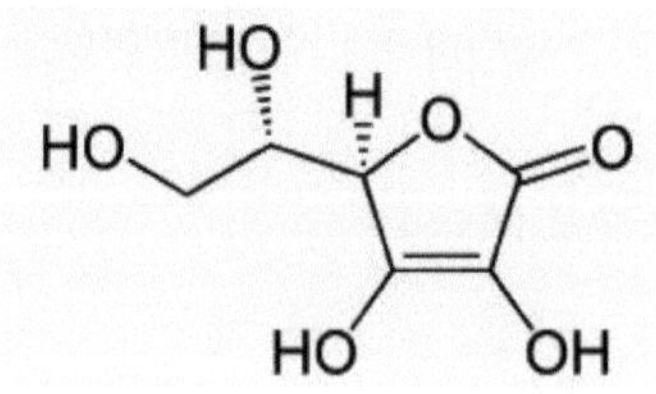

a. Acide présent dans les poissons et les viandes rouges.
b. Acide organique présent dans les citrons et les jus de fruits
c. (5S)-[(1R)-1,2-Dihydroxyethyl]-3,4-dihydroxyfuran-2(5H)-one
d. (5R)-[(1S)-1,2-Dihydroxyethyl]-3,4-dihydroxyfuran-2(5H)-one.

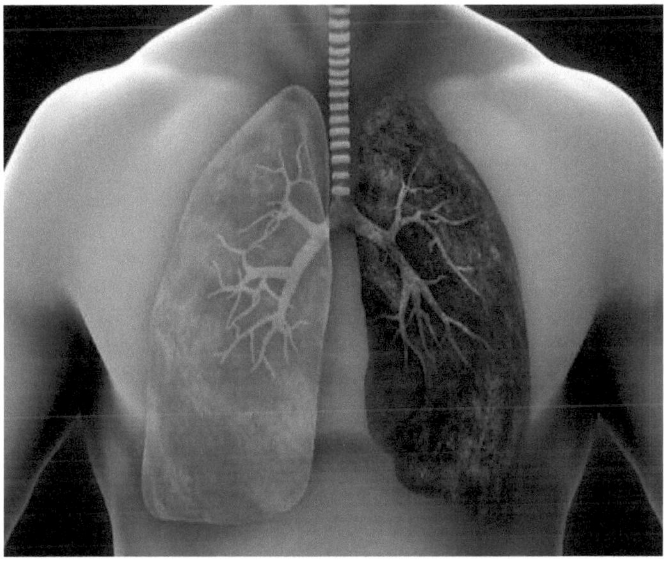

Figure 10. Image qui illustre le risque de prise de tabac (nicotine) sur la santé.

- **Les solutions des QCM se trouvent sur la page 165.**

TROISIEME PARTIE : SOLUTIONS DES QCM

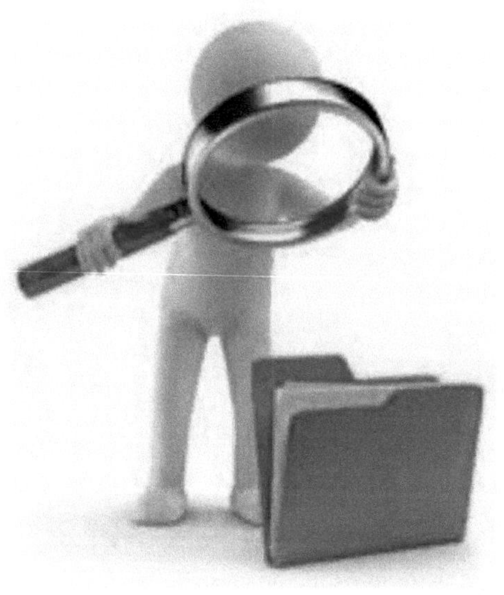

SOLUTIONS DES QCM

Tableau V. Solutions des QCM chapitre de nomenclature.

QCM	**Réponse**	**QCM**	**Réponse**
1	C	14	C
2	A,B	15	D
3	D	16	A, B
4	B	17	C, D
5	A	18	C
6	C	19	B
7	B	20	C
8	C	21	A,C
9	A	22	B
10	B	23	B,D
11	A	24	E
12	C	25	C,E
13	B	/	/

SOLUTIONS DES QCM

Tableau VI. Solutions des QCM chapitre des effets électroniques.

QCM	**Réponse**	**QCM**	**Réponse**
26	A,B	31	A,B
27	C,D	32	B,E
28	B,D	33	C
29	B,C	34	D,E
30	D,E	35	A,B

SOLUTIONS DES QCM

Tableau VII. Solutions des QCM chapitre de stéréo-isomérie.

QCM	Réponse	QCM	Réponse
36	A, B,C,D	44	C, E
37	C	45	A,C,D
38	A	46	E
39	B,C	47	B
40	B,D	48	C
41	B	49	C,D
42	C,D	50	A,B
43	A,D	/	/

SOLUTIONS DES QCM

Tableau VIII. Solutions des QCM chapitre de mécanisme réactionnel

QCM	**Réponse**	**QCM**	**Réponse**
51	B,D	56	A,D
52	C,E	57	B,C
53	A,C,E	58	C,D
54	B,D,E	59	A
55	A,C,D	60	D

SOLUTIONS DES QCM

Tableau IX. Solutions des QCM chapitre de groupes fonctionnels monovalents

QCM	Réponse	QCM	Réponse
61	C	76	A,C
62	A,B,D	77	B,C
63	A,C	78	C,D
64	B,D	79	B,C
65	A,B	80	B
66	B,C	81	D
67	A,C	82	A
68	C,D	83	C
69	A,D	84	B,C
70	B	85	B,D
71	C	86	A,B
72	A,B	87	C
73	B,C	88	A,D
74	B	89	B,D
75	B,D	90	A,C

SOLUTIONS DES QCM

Tableau X. Solutions des QCM chapitre de groupes fonctionnels bivalents et trivalents.

QCM	**Réponse**	**QCM**	**Réponse**
91	B,C	104	C
92	A,D	105	B
93	A,C	106	D
94	B,C	107	A,C,D
95	A,C	108	A,B
96	C,D	109	A,D
97	A,D	110	B,C,D
98	A,C	111	C
99	C,D	112	D
100	B,D	113	A,C,D
101	A,C	114	A,D
102	C,D	115	A,C,E
103	B,C	/	/

SOLUTIONS DES QCM

Tableau XI. Solutions des QCM chapitre de médicaments.

QCM	Réponse	QCM	Réponse
116	A,D	129	B,C
117	C,E	130	B,C
118	B,D	131	A,C
119	C,D	132	A,B
120	C,E	133	B,D
121	A,C	134	A,C
122	B,D	135	B,C
123	B,C	136	C,D
124	B,C	137	A,C
125	A,C	138	B,C
126	B,C	139	A,D
127	B,D	140	B,C
128	A,C	/	/

SOLUTIONS DES QCM

Tableau XII. Solutions des QCM chapitre des substances biologiquement actifs.

QCM	Réponse	QCM	Réponse
141	A,B	146	D
142	B,C	147	A
143	A,C	148	A,D
144	B,D	149	A,C,E
145	A,D	150	B,D

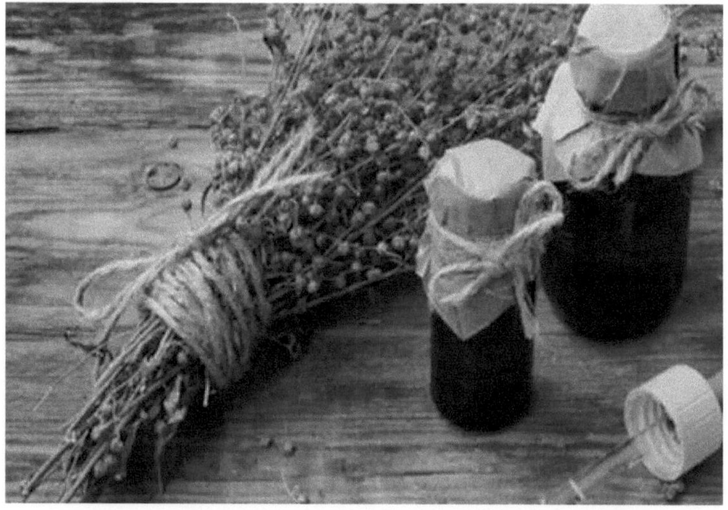

Figure 11. Plante de l'armoise blanche source naturelle de camphre.

REFERENCES BIBLIOGRAPHIQUES

1. Kirkiacharian. S. Guide de chimie médicinale et médicaments. Edition Lavoisier, Paris, 2010. P 1-780.
2. Bernades-Genisson. V. Traité de Chimie Thérapeutique, Volume 7, médicaments actifs sur le Système nerveux central. Edition Lavoisier, Paris, 2011.
3. Adam. Y. Traité de Chimie Thérapeutique, Volume 1, Dénomination chimique : Nomenclature et dénomination chimique, application aux substances pharmaceutiques. Edition Lavoisier, Paris, 1992. P6-50.
4. Arnaud. P. Chimie Organique, cours avec 350 questions et exercices corrigés. 18ème Edition Dunod, Paris, 2009.
5. Gherib. A. Travaux pratiques de chimie organique pharmaceutique, analyse fonctionnelle et synthèse. Office des Publications Universitaires, Alger, 1983.
6. Mc Murry. J. Chimie Organique, les grands principes. 2ème Edition Dunod, Paris, 2009. P1-460.
7. Schore. V, Depovere. P. Traité de Chimie organique. Département De Boeck Université. 3ème Edition De Boeck, Paris, Bruxelles, 1999.
8. Galons. H. Chimie organique: l'essentiel du cours, exercices corrigés. Pharmacie, Médecine: 1ere et 2eme années. Edition Masson, Paris,(2000).
9. Pharmacopée Européenne 10 ème Edition 10.0, 2020. Conseil de l'Europe.

10. Pharmacopée Internationale, 3ème Edition, 2008.

11. Pharmacopée Américaine, USP 30.NF 25, 2007.

12. Moffat.A.C. Clark's analysis of drgs and poisons. Pharmaceutical Press, 2005.

13. Banque de données en ligne PubChem. Centre National de l'information de biotechnologie.National Center of Biotechnology Information. Consulté le 14/03/2021. https://pubchem.ncbi.nlm.nih.gov/

14. Soudani W, Hadjadj-Aoul Fatima Zohra, Bouachrine Mohammed. Synthèse et identification structurale : Guide pratique en chimie médicinale. Editions Universitaires Européennes EUE, 1ère Edition, 2022.

ANNEXES

ANNEXE 1 : LES PICTOGRAMMES

Les pictogrammes, ou symboles graphiques, peuvent servir à décrire une situation, à prescrire un comportement déterminé, ou encore à donner une indication de danger. Le but d'un pictogramme est de faire passer dans une image, une idée, une information ou un renseignement. Mais justement, le pictogramme ne fait pas que transmettre l'information brute comme le fait un texte. Il lui donne un contexte. Il renforce certains aspects.

- **Comburant :** Ces produits facilitent la combustion des substances inflammables. *Exemples: chlorates, peroxydes*

- **Irritant :** Les produits irritants piquent les yeux, le nez, la peau, et provoque des rougeurs. *Exemple: détartrant*

- **Nocif :** Les produits nocifs contiennent des substances toxiques en faible proportion. *Exemples: raticide, désherbant*

- **Corrosif :** Ces produits rongent la peau et détruisent les tissus vivants. *Exemples: soude, acides*

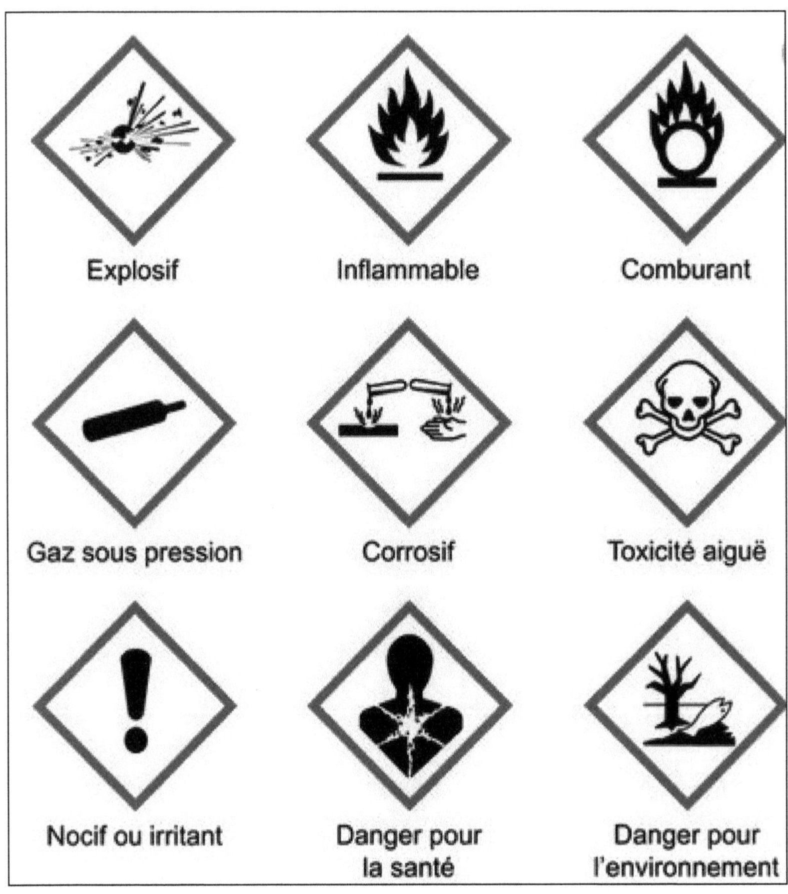

Figure 12. Nouveaux pictogrammes des produits chimiques. [13]

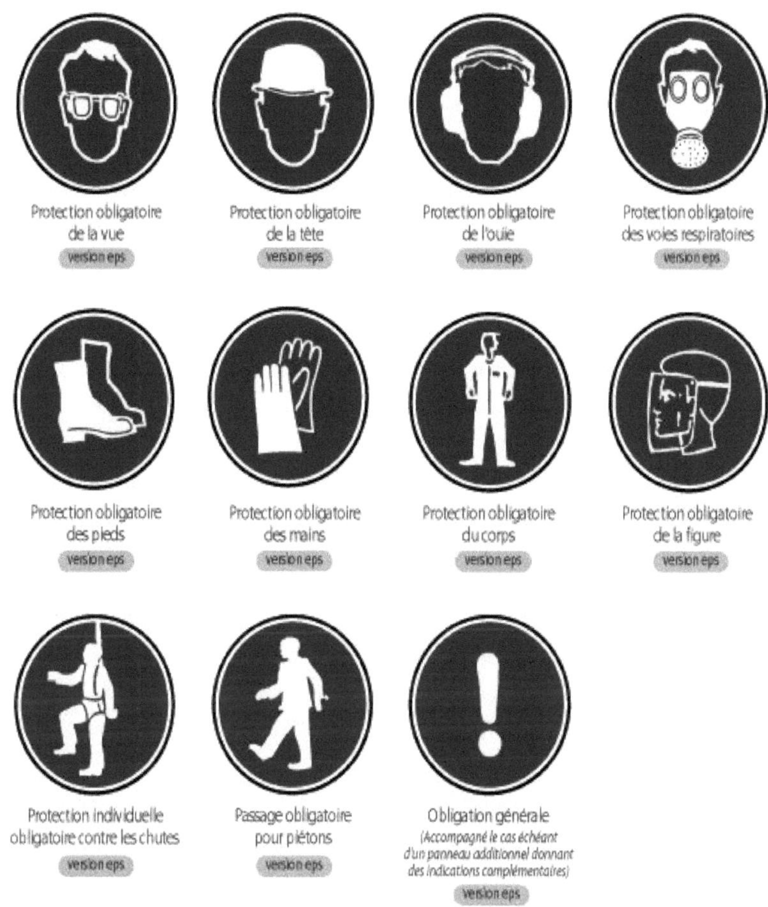

Figure 13. Panneaux d'obligation de port de moyens protecteurs. [13]

ANNEXE 2 : TABLEAUX PERIODIQUES

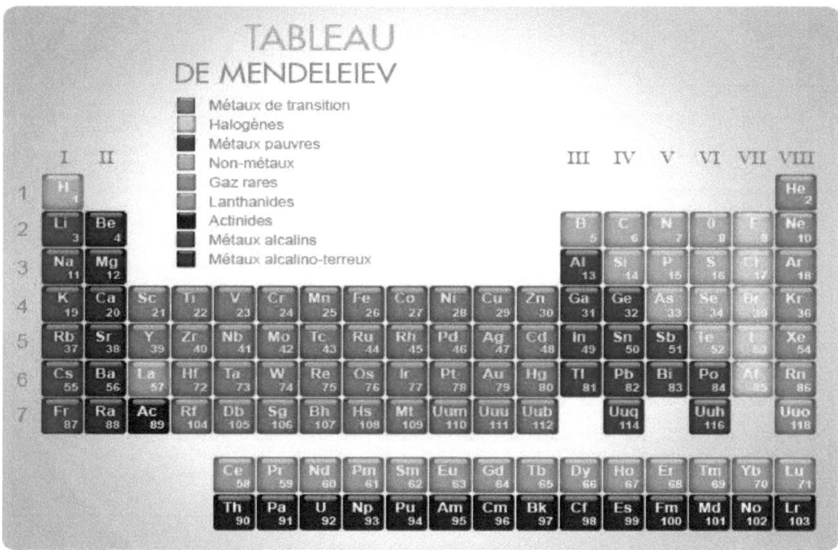

Figure 14. Tableau périodique des éléments par classe chimique. [6,7]

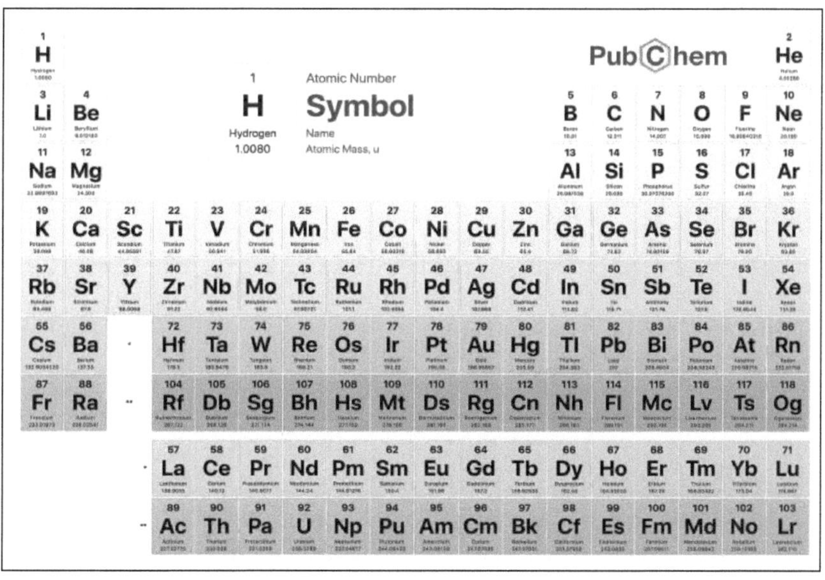

Figure 15. Tableau périodique des éléments par masse, PubChem. [13]

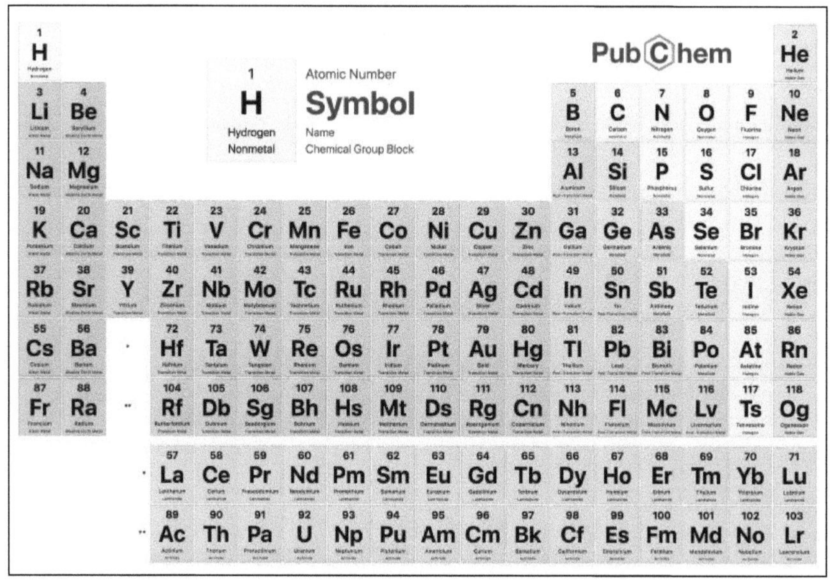

Figure 16. Tableau périodique des éléments classés par bloc. [13]

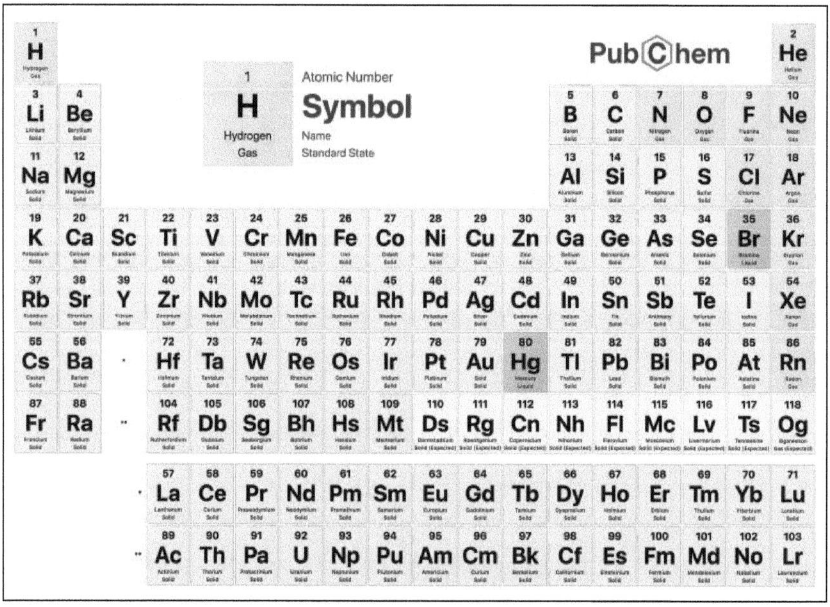

Figure 17. Tableau périodique des éléments classés selon l'état physique. [13]

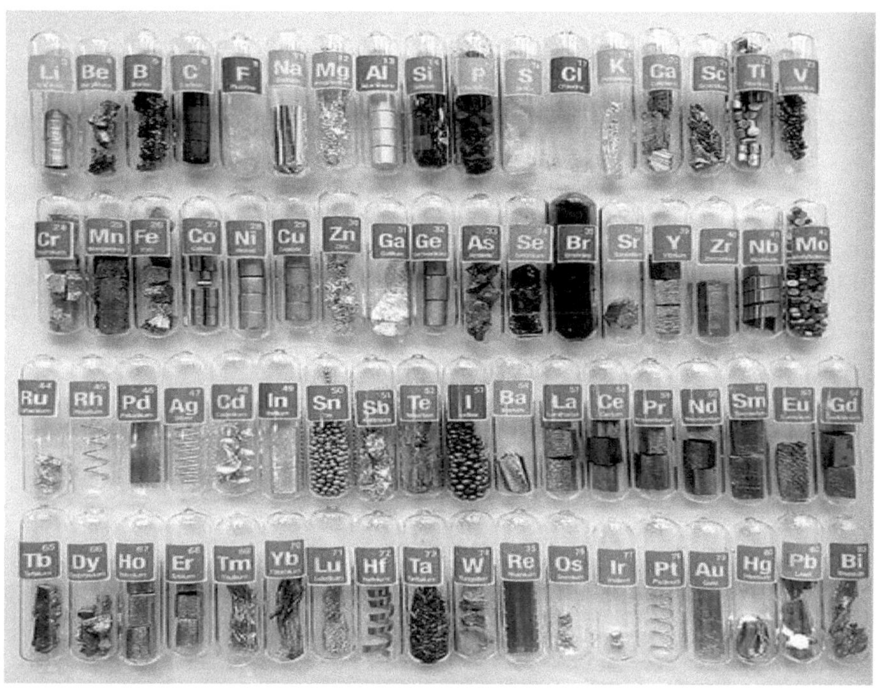

Figure 18. Quelques éléments du tableau démontrés par état physique. [13]

H 2.2																	He
Li 0.98	Be 1.57											B 2.04	C 2.55	N 3.04	O 3.44	F 3.98	Ne
Na 0.93	Mg 1.31											Al 1.61	Si 1.9	P 2,19	S 2,58	Cl 3,16	Ar
K 0.82	Ca 1	Sc 1,36	Ti 1.54	V 1.63	Cr 1.66	Mn 1.55	Fe 1.83	Co 1.88	Ni 1.91	Cu 1.9	Zn 1.65	Ga 1.81	Ge 2,01	As 2,18	Se 2.55	Br 2,96	Kr
Rb 0.82	Sr 0.95	Y 1.22	Zr 1.33	Nb 1.6	Mo 2.16	Tc 2.1	Ru 2.2	Rh 2.28	Pd 2.2	Ag 1.93	Cd 1.69	In 1.78	Sn 1.96	Sb 2.05	Te 2.1	I 2,66	Xe 2,6
Cs 0.79	Ba 0.89	*	Hf 1.3	Ta 1.5	W 1.7	Re 1.9	Os 2.2	Ir 2.2	Pt 2.2	Au 2.4	Hg 1.9	Tl 1.8	Pb 1.8	Bi 1.9	Po 2	At 2.2	Rn
Fr 0.7	Ra 0.9	**	Rf	Db	Sg	Bh	Hs	Mt	Ds	Rg	Cn	Uut	Uuq	Uup	Uuh	Uus	Uuo
*	La 1.1	Ce 1.12	Pr 1.13	Nd 1.14	Pm	Sm 1.17	Eu	Gd 1.2	Tb	Dy 1.22	Ho 1.23	Er 1.24	Tm 1.25	Yb	Lu 1		
**	Ac 1.1	Th 1.3	Pa 1.5	U 1.7	Np 1.3	Pu 1.3	Am	Cm	Bk	Cf	Es	Fm	Md	No	Lr		

Tableau périodique des éléments utilisant l'échelle d'électronégativité de Pauling

Figure 19. Tableau périodique des éléments selon échelle d'électronégativité de Pauling. [6]

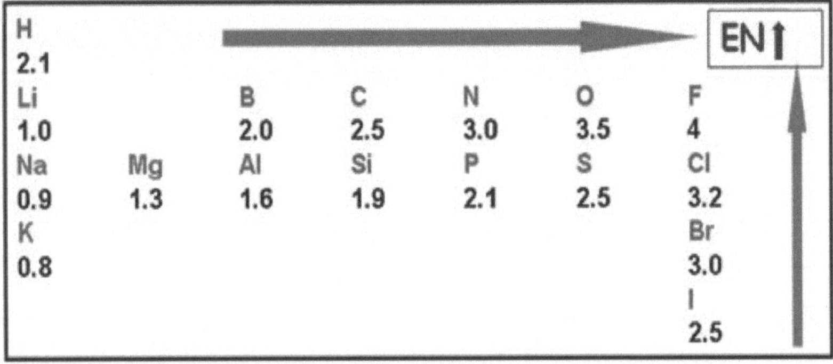

Figure 20. variation de l'électronégativité au tableau périodique [7] .

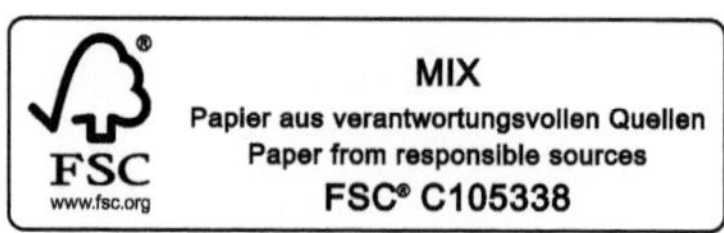

Printed by Books on Demand GmbH, Norderstedt / Germany